儿科护理学情景模拟教学案例集

主　编　杨园园　蒙景雯

副主编　陈　华　李　变　张　臻　张　萌

编　委（按姓名汉语拼音排序）

陈　华（北京大学护理学院）

杜雪燕（北京大学第一医院）

李　变（北京大学第一医院）

李恩芹（北京大学第一医院）

刘　阳（北京大学第一医院）

蒙景雯（北京大学第一医院）

魏宁宁（北京大学第一医院）

徐蔚然（北京大学护理学院）

杨园园（北京大学护理学院）

袁艳丽（北京大学第一医院）

张　萌（北京大学第一医院）

张倩男（北京大学第一医院）

张　臻（北京大学第一医院）

北京大学医学出版社

ERKE HULIXUE QINGJING MONI JIAOXUE ANLIJI

图书在版编目（CIP）数据

儿科护理学情景模拟教学案例集 / 杨园园，蒙景雯
主编． -- 北京 ： 北京大学医学出版社， 2025．3.
ISBN 978-7-5659-3354-7

Ⅰ．R473.72

中国国家版本馆 CIP 数据核字第 2025CS5413 号

儿科护理学情景模拟教学案例集

主　　编：杨园园　蒙景雯
出版发行：北京大学医学出版社
地　　址：（100191）北京市海淀区学院路 38 号　北京大学医学部院内
电　　话：发行部 010-82802230；图书邮购 010-82802495
网　　址：http://www.pumpress.com.cn
E - m a i l：booksale@bjmu.edu.cn
印　　刷：北京溢漾印刷有限公司
经　　销：新华书店
责任编辑：郭　颖　　责任校对：靳新强　　责任印制：李　啸
开　　本：850 mm×1168 mm　1/16　印张：8.75　字数：245 千字
版　　次：2025 年 3 月第 1 版　　2025 年 3 月第 1 次印刷
书　　号：ISBN 978-7-5659-3354-7
定　　价：48.00 元

本书由

北京大学医学出版基金资助出版

前　言

儿科护理工作者是孩子们健康旅程中的守护者。面对复杂多变的临床情境，如何培养具备扎实专业知识、敏锐临床思维与卓越护理能力的儿科护理人才，成为当前医学教育的重要课题。情景模拟教学，作为一种能够深度融合理论与实践、有效提升学生临床思维的重要教学方法，在医学教育中的作用日益凸显，特别是在儿科护理教育中，情景模拟教学更是扮演着举足轻重的角色。

情景模拟教学的精髓在于其"仿真模拟、情境再现"的特性，它不仅能够让学生在接近实际工作的环境中进行角色扮演、互动交流和问题解决，更能够引导他们将抽象的理论知识转化为具体的操作技能，从而全面提升其综合素质。而案例则是情景模拟教学的基石与重点，是连接理论与实践、知识与能力的桥梁。

基于此，我们精心策划并编写了这本《儿科护理学情景模拟教学案例集》。本书依据护理本科生的知识、能力及素养的培养要求，以临床工作中儿科常见病、多发病的典型病例为基础，设计了一系列多情景、多任务、多角色融合式的模拟案例。这些案例不仅融入了丰富的专业知识，还特别注重思政、人文元素的渗透，旨在培养学生的临床思维、人文关怀与团队协作能力。

在案例内容的撰写上，遵循情景模拟教学的流程，从主题确定、授课对象分析、教学目标设定，到案例信息编写、模拟现场和设备准备、助演和标准化病人任务与脚本设计，再到模拟前介绍、情景运行流程和复盘，每一步都精益求精。同时，提供了情景模拟教学的评价表和教学目标相关知识点，可为教师开展一个完整的情景模拟教学活动提供系统、全面的范本。在案例难度设置上，采用了阶梯式递进，以满足不同基础能力水平学生的学习需求。案例的呈现形式多元化，既有视频、音频、图片等直观生动的多媒体资料，也有文字描述，便于教师根据教学需要灵活选用。此外，本书还特别设计了单一病种及多病种融通式案例，以满足不同教学阶段课程的需求。这些案例不仅能够帮助学生在模拟的"实战"环境中深入理解疾病特点、掌握护理要点，更能够引导他们学会如何在复杂多变的临床情境中迅速、准确地做出判断，给予恰当、有效的护理措施。

本书以我国普通高等医学院校以及教学医院中从事儿科护理教学的教师为主要读者对象，也可作为医学相关专业本科生及参加护士执业资格考试、硕士研究生入学考试等考生的参考书。

最后，衷心感谢所有为本书编写付出辛勤努力的编者、临床医生、审稿专家以及出版社的工作人员。同时，也期待广大读者在使用过程中提出宝贵的意见和建议。让我们共同努力，为培养更多优秀的儿科护理人才贡献自己的力量。

杨园园

目 录

第一章　情景模拟教学简介

第一节　情景模拟教学的内涵

情景模拟教学近年来在我国教育领域的运用呈蓬勃发展趋势，尤其是在医学和护理领域。情景模拟教学法是由约翰·杜威（John Dewey）于1938年提出的教学理念，本杰明·布鲁姆（Benjamin Bloom）在1956年将其完善，后经不断发展形成一种新型的教学方法。情景模拟教学法是一种实践性的教学方法。教师根据教学内容和教学目标，创设高度仿真的工作或生活场景，使学习者参与其中，学生通过扮演真实场景中的角色，体验工作中的处境并做出应对，教师主要进行分析和引导学生的反应。通过这种教学方法，在理论与实践之间架起一座"桥梁"，使得学生在没有机会或不被允许进行现场实践时，能够在高度仿真的模拟情境中去应用所学知识、锻炼职业技能、培养评判性思维能力和解决问题的能力。

根据美国国家护理联盟（National League for Nursing，NLN）Jeffries模拟教学理论，模拟情境是指模拟现实发生的环境，是一个以学习者为中心的、协作的、体验的和互动的环境。在情景模拟教学中，学生可以在创设的可控的环境中，安全地进行训练和学习，并且可以对在模拟活动中的表现进行反思，必要时还可以重复模拟操作。

在情景模拟教学中，学习者和引导者是两大角色。其中学习者又分为参与者和观察者两种角色。参与者指的是为了获得或展示专业实践的知识、技能或态度而进入模拟教学活动的个体。研究显示，在模拟教学中，参与者也就是进行模拟演示的学生，较观察者承受更大的压力，但主动参与者比观察者在知识技能方面可以获得更好的学习效果。

引导者是模拟成功的关键。引导者通常由教师来承担，但其角色并非课堂教师角色的延续。目前，"引导者"被定义为模拟过程中提供帮助和指导的人，通过合理的模拟组织、模拟前介绍、模拟案例实施和引导性反馈（复盘）而取得相应的学习成果。引导者应该能运用各种理论如经验理论、情境理论、建构主义理论等指导模拟教学，能够根据模拟案例构造临床情境并保证各种模拟技术、设备的正确使用。同时，引导者应该具备良好的引导技能，比如营造一种安全的学习伙伴关系，正确识别学生的知识和行为表现之间的差距，并根据学生的行为提供准确、具体和及时的反馈，善于鼓励评判性思维和反思性思考。另外，引导者应对模拟教学的各环节及要素了然于胸，从而对教学具备全面的把控能力。

第二节　情景模拟教学的实施

情景模拟教学的实施需要经过精心的设计，以期最大限度地达到预期目标。国际护理临床模拟教学协会（International Nursing Association of Clinical Simulation Learning，INACSL）对模拟设计的标准进行了界定，包括：进行需求评估；构建可测量的目标；基于情景模拟教学的目标、理论和模式为其构建模拟形式；为情景模拟教学设计场景或案例；运用多种仿真手段来实现预期的真实体验；保持以学生为中心，以教学目标、学生知识或经验水平、预期结果为驱动的导学模式；进行情景模拟教学前，要进行学生导引；情景模拟教学完成后，安排引导性反馈交流会；对学生、教师、情景模拟教学体验、设备以及支持团队进行评价；为情景模拟教学参与学生提供所需材料和资源，以提高他们达到特定目标的能力，获得预期的教学效果；在全面实施情景模拟教学前，进行小规模的演练。其中，情景模拟教学案例设计是模拟教学成功的关键。本书将依据该标准编写儿科基础护理、常见系统疾病护理及急危重症护理的情景模拟教学案例，以期为同行在教学中提供借鉴和参考。

一个完整的情景模拟教学的过程包括模拟前准备、模拟前介绍、模拟和复盘4个环节。下面分别对各部分的定义、涵盖内容进行介绍。

一、模拟前准备

模拟前准备包括在进行模拟教学前支持和帮助学生的活动。情景模拟教学旨在为学生营造一个类似或接近于真实的工作环境，让学生在此环境中去解决临床实际工作中会出现的真实问题，以提高其评判性思维和解决问题、团队协作以及沟通交流的能力等。为了取得良好的情景模拟教学效果，教学前的准备非常必要。

（一）环境的准备

1. 空间环境　因为大部分模拟的情景都发生在病房中，因此最基本的是建设模拟病房。在模拟病房中，需要营造出一个高度仿真的模拟床单位，包括常用的治疗护理仪器设备及其摆放布局。为便于学生小组的学习，可容纳5~6名学生参与治疗和护理活动的空间较为适宜。在情景模拟教学中，如果需要使用由计算机程序控制的高级仿真模拟人，建议有一个配套中控计算机的机位，最好有一间可以单向（教师对学生）观察到病房内人员活动的中控室。另外，如果条件允许，还可以单独设立一间用于复盘的房间。

2. 材料及资源

（1）设备、物品、药品：应根据设定的情景模拟教学目标准备好完成这些护理任务需要用到的各种仪器、设备、物品及药品，如输液器、吸引器、光疗箱、暖箱、氧导管、复苏囊、生理盐水等。为了给学生创造一个接近真实的情景，使情景模拟教学的学习效果最大化，建议尽可能使用真实的仪器设备，情景模拟中所用的物品和药品等应尽量与临床实际一致。

（2）模拟患者和中控计算机：仿真模拟人是开展情景模拟教学的必要设备。在情景模拟教学营造的环境中，学生可以无风险地护理一个"真实"的患者，并可以多次反复在该模拟人上进行操作练习。因此，高仿真模拟病人的教学设备仿真性能越好，学生获得的体验越真实，教学效果就越好。情景模拟教学中，教师可以根据教学目标及情境的设定，把高仿真模拟人的功能与病情变化结合起来，为学生呈现一个接近于真实的患者。另外，高仿真模拟人的病情变化都是由计算机程序控制的，因此，应有配套的计算机及程序。

（3）录音录像设备：情景模拟教学中模拟演示结束后的复盘是非常重要的。要完成有效的复盘，录音录像设备十分必要，以便清晰地展示学生在情境中的语言和行为表现，包括判断过程、解决问题所采取的措施。该录像设备应可以及时播放并回放，以便让学生回看当时情境中的表现，更清楚地唤起回忆，进行更加有效的反思。

（4）多媒体教学设备：多媒体教学设备可以用于播放模拟过程的录像。另外，复盘时学生如有问题需要澄清或加强，需要使用多媒体教学设备，便于进行知识、技能等的讲解。

（5）网络资源：在情景模拟教学环节中，应该有可及时获取的学习资源，如网络资源。当学生遇到问题或做决策需要信息资源时，可便于其进行资源和信息的查找。

（二）人员的准备

情景模拟教学的开展需要团队协作，参与的人员包括专业教师、实验室技术人员、高级模拟人设备公司人员以及学生。有时也会有标准化病人或模拟参与者参与模拟教学。

1. 专业教师　教师应具备以下素质：①具备情景模拟教学的基本知识与技能；②具有一定的教学经验和临床护理实践经验，能够完成模拟案例的编制，胜任指导模拟教学的复盘过程；③有一定的组织协调能力，能够有效组织和协调学校教师、临床教师、实验室管理人员、多媒体管理人员以及学生等参与到教学活动中。

2. 实验室技术人员　情景模拟教学活动会用到模拟病房，因此，实验室技术人员的参与非常重要。实验室技术人员的职责一方面是布置模拟病房的环境，准备所需物品及药品，保证高仿真模拟人、各种教学模型和医疗设备正常使用；另一方面是承担情景模拟教学前教师、学生准备的协助工作以及对模拟参与者进行培训。

3. 标准化病人或模拟参与者　在模拟教学中，这些角色扮演者与学生进行沟通互动，为学生提供体验式学习及考核，还可从其所扮演角色的患者视角提供有关学员表现的反馈。他们通常被安排到某个情境中扮演医护专业人员来主导该情境。他们可在经过合理训练后，表现出高度的可重复度或标准性，从而可为每位学员提供公平且均等的培训或考核机会。在医学模拟中，可雇用演员在教学活动中扮演所需角色。

4. 学生　开展情景模拟教学前，学生应该具备达到本次教学目标所应具备的基本知识和技能，这是他们在模拟中成功的关键因素。如要进行有关肺炎患儿的护理的情景模拟教学，学生应该已经学习过儿童肺炎相关的理论，以及雾化吸入、吸氧、静脉给药、吸痰、拍背等的正确操作方法。同时，情景模拟教学前，学生应该已经对情景模拟教学中可能应用到的教学形式有所接触，如角色扮演、小组讨论与学习，以避免难以适应多种教学形式集中且具有一定挑战性的情景模拟教学。

二、模拟前介绍

模拟前介绍是指在模拟教学开始前对模拟情境进行说明、解释和指引。充分的模拟前介绍，对降低学生的焦虑和压力、实现模拟教学目标至关重要，还可以帮助学生在模拟后获得更加高质量的复盘。模拟前介绍的内容包括病例信息、情境设置、参与者角色、预期目标、模拟人的功能、环境与设备、模拟流程的安排等。在模拟前介绍环节中，学生可以针对不明白的地方提出疑问以获得教师的澄清，同时熟悉模拟所涉及的操作物品、药品、仪器、设备、模拟人等，并对整个模拟过程有所认识。在这个环节，可以给予学生一定的时间进行设备操作，如雾化泵的使用。从模拟前介绍开始，即应重视安全学习环境的建立，告知学生模拟过程的安全性，以减少学生的紧张感和畏惧感，提高其参与度，实现最佳的学习效果。通常，模拟前介绍的时间为 10～15 min，但也不是一成不变的，时间长短取决于学生和模拟的目标。较长的模拟一般需要更多的模拟前介绍时间。

模拟前的准备和模拟前介绍是两个不同的阶段，其区别有二：其一，两个阶段的目的有所不同：模拟前准备是环境、设备、人员的准备，而模拟前介绍是模拟教学前对模拟过程的说明；其二，模拟前准备要在开展模拟教学之前完成，而模拟前介绍是在模拟教学之始进行的。因此，二者不可混为一谈。

三、模拟

模拟是在模拟前介绍之后学生实际参与模拟情境的过程。在该环节中，学生在模拟情境中按照设置的情境和角色要求，身临其境进行演练和操作。模拟仿真病人、标准化病人或参与者根据预设的程序或背景，表现出相应的病情变化，如心率下降、呼吸增快、因疼痛而呻吟等。学生根据模拟患者呈现出的病情变化，进行评估，判断患者情况，进而采取护理行为。这个过程中病情虽然是预先设计的，但在实际的情境进展中，教师要随时根据学生的反应做出调整，如加快或减慢病情进程，或临时增加情节以推动情境进展等。整个过程考查学生对知识和技能的掌握，锻炼学生解决问题的能力，反映学生与合作者、家属、医生等的沟通能力以及团队合作能力。

为保证情境的"真实性"，使学生更好地投入到模拟情境中，整个情景模拟过程中涉及的所有角色的服装应与临床实际一致，如医生穿白大衣、护士穿护士服、患者穿病号服、家属穿便装。所用的仪器、物品如输液泵、护理记录单、医嘱单、实验报告等，应尽可能与临床保持一致，以达到仿真的效果。通过这些"真实"情境，使学生更容易进入角色。

四、复盘

在模拟完成之后，紧接着进行复盘。复盘也被称为引导性反馈（debriefing），其目的是让学生重新审视模拟活动中的经历，从而达到学习的目的。作为一种建构性的、反思性的教学策略，复盘是模拟教学活动中最重要的环节，是情景模拟教学的核心。

该过程中，学生通常会回顾他们共同经历的模拟过程，分析哪些行为是正确的，哪些是错误的，以及下次应该采取什么不同的做法。回顾模拟的过程可以通过录像回放以唤起更加清晰的回忆。复盘的过程要引导学生先分析正确的表现，再梳理不足的地方，从而达到改进的目的。

教师要发挥引导者的角色，要引导学生从刚刚经历的模拟活动中发现问题。不应过早地进行评判性的、结论性的点评，要让学生在宽松、没有负担的气氛下，客观地分析刚刚体验的经历，从情境中发现成功、经验教训和失败，让学生从自己的经验中学习。通过学生的自评及互评、教师的点评，使学生明确自己在情景模拟过程中的成功以及反映出来的知识、技能的不足，从而提升对知识的应用能力，培养临床思维。

复盘的时间长短取决于模拟的类型、学习目标和学生的经验水平。对于经验不足、情境复杂的模拟，需要更长的时间来复盘。美国国家护理联盟建议使用 15～20 min 的情景模拟以及情景模拟时长 2 倍的复盘时间，使学生有时间深入思考，对行为、决策和患者的结果进行批判性反思。

第三节　情景模拟教学的评价

评价是情景模拟教学的一个重要组成部分，通过评价可以发现问题并给予有建设性的反馈意见，从而改进教学。

情景模拟教学的评价包括对情景模拟教学过程的评价和对学生的评价两个方面。对情景模拟教学过程的评价涵盖了该过程的各个环节和要素，如对案例的评价、对引导者和复盘的评价，以及对整个情景模拟教学项目的评价；而对学生的评价则针对学习效果，如学习满意度和自信心评价、知识/技能评价、评判性思维能力评价和临床判断能力评价等。评价的形式通常包括形成性评价和终结性评价。形成性评价通常发生在教学过程中；终结性评价通常在教学过程结束时进行，期末作业和成绩是典型的终结性评价。

目前常用的针对情景模拟教学过程的质量评价工具包括 NLN 基于 Jeffries 护理模拟教学理论框架编制的情景模拟教学设计量表（simulation design scale，SDS）、情景模拟教学实践量表（educational practices simulation scale，EPSS）、模拟教学效能量表 - 修订版（simulation effectiveness tool-modified，SET-M）、医学模拟引导性反馈评价（debriefing assessment for simulation in healthcare，DASH）、引导性反馈体验量表（debriefing experience scale，DES）。其中，针对情景模拟教学案例设计、案例运行的评价工具如 SDS、EPSS 和 SET-M，多是基于 Jeffries 理论模型发展而来的，而且遵循了 INACSL 最佳实践标准，具有良好的信度和效度。而针对复盘的评价工具，如 DASH 和 DES，仍在不断发展和验证之中。

针对学生学习效果的评价工具包括 NLN 开发的学生满意度和自信心量表（student satisfaction and self-confidence in learning scale，SCLS）、拉萨特临床判断标准（可用于评价模拟训练对学生的临床判断能力，即态度、经验和自信及技能的影响）、克莱顿模拟评价工具、客观结构化临床考试。总体而言，国内尚缺少针对学生学习效果的标准化评价工具，目前大多为自行开发的调查问卷，且缺少信效度检验。国外已经具备有版权保护或相对成熟的多种工具，但目前为止尚无公认、标准化的工具。

第二章　儿科基础护理

第一节　生长发育评估

▼ 案例题目

生长发育评估。

▼ 授课对象

护理本科三年级（四年制）学生。

▼ 教学地点

模拟实训室。

▼ 教学团队

导师1人，参与者2人，模拟工程师2人。

▼ 时间分配

场景布置30 min，模拟前介绍5 min，情境运行15 min，复盘30 min，场景复原10 min。

▼ 教学目标

（一）知识目标

1. 正确描述儿童体格发育的评价指标及测量方法。

2. 正确描述婴儿食物转换的原则。

3. 明确婴儿食物转换的方法。

（二）能力目标

1. 能合理安排护理工作流程。

2. 能正确测量儿童身高、体重。

3. 能正确评价儿童生长发育水平。

4. 能正确指导家长进行婴儿食物转换。

5. 能熟练进行静脉采血。

（三）素养目标

1. 建立良好护患关系，具有人文关怀素质。

2. 具有与儿童、家长良好的沟通能力。

3. 具有团队合作能力。

▼ 模拟前学员应具备的知识和技能

（一）知识

1. 儿童生长发育的规律及影响因素。

2. 儿童体格发育的指标及评价方法。

3. 婴儿食物转换的原则。

4. 婴儿食物转换的步骤和方法。

（二）技能

1. 小儿体格测量方法。

2. 评价儿童生长发育水平。

3. 婴儿喂养的方法。

4. 治疗性沟通能力。

5. 静脉采集血标本。

▼ 初始病例资料

基本信息

姓名：段某　　　　民族：汉族

性别：男　　　　　年龄：11 个月

身长：待查　　　　体重：待查　　　　头围：待查

主诉：体重不增 2 个月余。

现病史

患儿，男，11 个月，体重不增 2 个月余。2 个多月来患儿出现生长缓慢，体重不增，活动减少。无抽搐、晕厥，无体温不升，无呕吐、便血。患儿自发病以来，排尿可，睡眠尚可。

体格检查

T 36.3℃，P 108 次/分，R 29 次/分。精神欠佳，消瘦，贫血貌，皮下脂肪少，无水肿，皮肤松弛、弹性差；头发稀少、干枯，甲床苍白。

个人史

1. 出生史：第 1 胎，第 1 产，孕 39 周自然分娩。出生体重 3050 g，出生身长 50 cm。Apgar 评分 10 分，其母孕期无异常。

2. 喂养史：6 月龄前患儿纯母乳喂养、奶量可。6 月龄后停止哺乳，尝试人工喂养 3 天，患儿拒绝用奶瓶。此后，患儿白天喂食米粉、稀饭等淀粉类食品，睡前吸吮少量母乳，该状况一直持续至今。另自 6 月龄起每日逐步添加 2～3 勺菜水、果泥，偶进食少量蛋黄。维生素 D_3 补充，400 IU/d。

3. 生长发育史：3 个月抬头稳，6 个月独坐，目前能扶站片刻，无意识地发"dada""mama"音。

4. 预防接种史：按时按序接种疫苗。

5. 过敏史：无特殊食物、药物过敏。

家族史

父母均体健。

作为儿童体检中心的当班护士，请对该婴儿进行护理。

▼ 模拟设备及物品准备

（一）模拟患者

高仿真模拟人。

（二）初始监护状态

初始状态患儿未接监护，生命体征平稳，神志清醒，可坐。

（三）模拟药品和液体清单

无。

（四）设备/物品清单

设备/物品名称	设备/物品要求	数量	其他要求
儿童高仿真模拟人	可进行体格检查等操作	1个	设置为冬季，穿的衣服较厚
婴儿体重秤/测量床	带身高测量杆可测量体重、身长	1个	
治疗车	备有治疗盘、消毒液（异丙醇或75%医用乙醇）、无菌棉签/球、末梢采血器、末梢采血管、微量采血吸管、一次性医用橡胶手套		
儿童体检本	包括各年龄组男女儿童、青少年正常身高体重标准表	1本	
软尺		1个	
签字笔		2支	
内线电话或值班手机		1个	

▼ 角色分配及任务

参与者

1. 扮演患儿母亲：已通过标准化角色培训及考核，负责提供患儿基本信息，与门诊护士沟通养育情况。

2. 扮演医生：负责评估患儿基本情况，开具医嘱单。

▼ 教学设计

（一）模拟前介绍

1. 安全性说明　在这次的模拟训练中，要练习在高仿真模拟人身上进行一系列的护理操作。由于患儿是高仿真模拟人，因此做任何事情都不会对患儿产生伤害，因此这个环境是非常安全的，不要害怕犯错误。但同时也要将模拟患儿当作真实患儿一样对待，这样才能真正融入到所设置的情境中，为日后真正在临床工作打下良好的基础。另外，模拟过程将全程进行录像，目的仅仅在于使观察室的学生可以看到整个模拟的过程以及在讨论需要时回放，我们将遵循保密原则，不会在其他场景下播放该录像，请大家不要有所顾虑。

2. 病例初始资料 患儿为 11 个月男婴，体重不增 2 个多月。2 个多月来患儿出现生长缓慢，体重不增，活动减少。无抽搐、晕厥，无体温不升，无呕吐、便血。患儿自发病以来，排尿可，睡眠尚可。体格检查：T 36.3℃，P 108 次 / 分，R 29 次 / 分。精神欠佳，消瘦，贫血貌，皮下脂肪少，无水肿，皮肤松弛、弹性差；头发稀少、干枯，甲床苍白。作为当班护士，需对该患儿进行护理。如有需要呼叫医生，请拨打诊室电话 ××××；遇到紧急情况可拨打院内急救团队电话 ××××。

3. 预期目标 在此次模拟训练中，作为儿科护士要对患儿进行有效评估，识别患儿及家长的主要问题，并给予一定的指导。在此过程中要注意团队成员的相互合作，与患儿及家长有效沟通。

4. 模拟流程 本次的情景模拟时间控制在 15 min 左右。随后，大家将进到另外一个房间，讨论刚刚完成的情景模拟，这个过程会持续 30 min 左右。在此环节，可以得到来自同学、老师的反馈，学生在模拟过程中出现的问题及不确定之处也可以在此环节得到解答。

5. 角色分配及任务 在此次情景模拟中的 1 名学生为门诊当班护士，患儿妈妈和医生分别由 2 位参与者扮演，其他学生作为观察者，在另一个房间通过实时录像观察整个情景模拟的过程，并填写观察表。

6. 情境与设备 模拟环境为儿童保健门诊，患儿现在正由妈妈抱着。这个患儿是由计算机控制的高仿真模拟人，可以对其进行包括心肺听诊在内的有重点的身体评估。

介绍完以上内容后，询问学生是否有其他信息想要了解。然后给学生 5 min 左右时间进行准备。

（二）模拟剧本

情境			
阶段 / 生命体征	患儿状态	预期学员行为	线索 / 提示
状态 1： T 36.3℃ P 108 次 / 分 R 29 次 / 分	患儿处于安静状态	自我介绍 责任护士评估 为患儿测量体重 根据生长曲线评价法评价患儿体重	患儿母亲可询问护士："孩子穿这么厚，测的体重准确吗？"推动护士为患儿脱衣服测量体重
	患儿开始哭闹，拒绝测量身长	使用测量床为患儿测量身长 根据生长曲线评价法评价患儿身长	如果护士没有使用测量床为患儿测量身长，患儿母亲可询问护士："这样测得准确吗？"
	患儿安静，在妈妈怀里	为患儿测量头围 评估日常喂养情况	
状态 2： T 36.3℃ P 125 次 / 分 R 32 次 / 分	医生开具采集末梢血的医嘱单 采血后患儿哭闹	遵医嘱为患儿采集末梢血 护士对患儿进行安抚	患儿母亲可询问护士："我需要给孩子按压多长时间？"推动护士告知家长采血后的按压时间及注意事项
		健康教育：辅食添加	患儿母亲询问如何添加辅食及有哪些注意事项，推动护士进行喂养指导

模拟流程如图 2-1 所示。

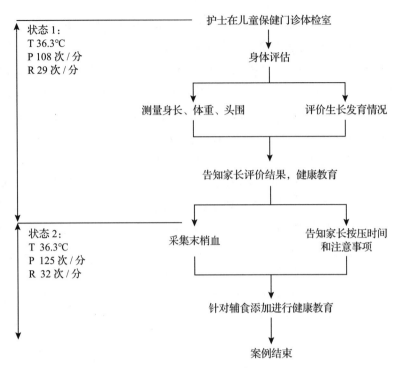

状态1:
T 36.3℃
P 108 次/分
R 29 次/分

护士在儿童保健门诊体检室

身体评估

测量身长、体重、头围   评价生长发育情况

告知家长评价结果，健康教育

状态2:
T 36.3℃
P 125 次/分
R 32 次/分

采集末梢血   告知家长按压时间和注意事项

针对辅食添加进行健康教育

案例结束

图 2-1　模拟流程图

（三）复盘参考问题

1. 在刚刚完成的模拟过程中，你有什么感受？

2. 请简要描述一下你护理的患儿以及在模拟中发生的事情。

3. 你认为这个患儿最主要的问题是什么？

4. 作为患儿妈妈，你对刚才护士的处理及解释满意吗？

5. 对这个患儿/妈妈进行评估和干预的关键点是什么？

6. 当为患儿测量体重、身长和头围时，分别应注意什么原则？

7. 当患儿妈妈询问护士孩子的生长发育是否正常时，你应该如何指导？

8. 当患儿妈妈询问如何为孩子添加辅食以及有哪些注意事项时，你应该如何指导？

9. 在采集末梢血的时候，你觉得注意事项是什么？

10. 如何与患儿妈妈沟通？你认为在与患儿妈妈沟通中有什么问题吗？

11. 你能否总结一下，从此次模拟经历中学到了什么？

12. 你将如何把今天所学的知识应用到临床实践中？

13. 如果你能再做一次，你会怎样处理这种情况/在哪些方面会有所不同？

14. 你还有什么内容想要讨论的吗？

▼ 参考资料

［1］崔焱，张玉侠.儿科护理学.7版.北京：人民卫生出版社，2022.

［2］中华医学会儿科学分会内分泌遗传代谢学组，中华医学会儿科学分会儿童保健学组，中华儿科杂志编辑委员会.儿童体格发育评估与管理临床实践专家共识.中华儿科杂志，2021，59（3）：169-174.

［3］中国医师协会检验医师分会儿科疾病检验医学专家委员会，世界华人检验与病理医师协会.中国末梢采血操作共识.中华医学杂志，2018，98（22）：1752-1760.

▼ 教学评估方案

1. 学员模拟教学项目完成度评价表　见表 2-1。

为评价学员模拟教学实施进展和项目完成度，对项目完成情况进行评价。

2. 模拟教学质量评估表　见表 2-2。

为评价该模拟教学的设计质量及教学质量，采用 Jeffries 模拟教学设计量表进行评价。

表 2-1　学员模拟教学项目完成度评价表

以下为该情景模拟教学涉及的考查点，请根据模拟学员的表现在相应的表格进行标注和说明。

项目	很差	较差	一般	较好	很好
	1	2	3	4	5
1. 测量身长					
2. 测量体重					
3. 测量头围					
4. 评价生长发育情况					
5. 采集末梢血					
6. 指导添加辅食					
7. 体现人文关怀					
8. 正确书写文书					

表 2-2　模拟教学质量评估表

项目	非常反对	反对	一般	同意	非常同意
	1	2	3	4	5
1. 课前提供足够的信息指导和鼓励我参与					
2. 教学目标明确、清晰					
3. 模拟教学中提供清晰、充足的信息，以帮助我解决问题					
4. 模拟活动时，有足够的信息提供给我					
5. 教学案例提供线索恰当、合适，并能促进理解					
6. 模拟实训中能得到适时的支持和帮助					
7. 我需要帮助时，老师能及时发现					
8. 在模拟教学时我感受到了老师的支持					
9. 在整个学习过程中，我感受到了各方面的支持					
10. 此次模拟教学能提高我解决问题的能力					
11. 我在模拟教学活动中被鼓励去发现解决问题的所有可能方法					
12. 此次模拟教学根据我的知识、技能水平而设计					
13. 模拟教学提供给我机会去优化评估和照护能力					
14. 模拟实训给我机会为患者制定护理目标					
15. 反馈具有结构性和组织性					

续表

项目	非常反对	反对	一般	同意	非常同意
	1	2	3	4	5
16. 模拟教学结束时，反馈及时					
17. 反馈时允许我分析自己的表现					
18. 模拟教学结束后，有机会从老师那里得到反馈，使自己知识水平上升一个层次					
19. 此次模拟教学模仿了真实的环境					
20. 现实生活中的事件、环境及其他变量被应用到模拟教学中					

附件　教学目标相关知识点

1. 儿童生长发育的规律

（1）生长发育的连续性和阶段性：在整个儿童时期，生长发育不断进行，呈一连续的过程，但生长速度呈阶段式。例如，出生后第 1 年，体重和身长的增长最快，为生后的第一个生长高峰；第 2 年以后生长速度逐渐减慢，至青春期又迅速加快，出现第二个生长高峰。

（2）各系统器官发育的不平衡性：各系统器官的发育有先有后、快慢不一，与其在不同年龄的生理功能有关。如神经系统发育早于其他系统组织，生后 2 年内发育最快，6~7 岁基本达成人水平；淋巴系统在儿童期迅速发育，于青春期前达高峰，以后逐渐下降到成人水平；生殖系统发育最晚，在青春期前处于幼稚期，在青春期迅速发育达到成熟；其他如呼吸、循环、消化、泌尿、运动系统等的发育基本与体格生长平行。各系统生长发育的不平衡使生长发育速度曲线呈波浪式。

（3）生长发育的顺序性：生长发育通常遵循由上到下、由近到远、由粗到细、由低级到高级、由简单到复杂的一般规律。如出生后运动发育的规律是：先抬头、后抬胸，再会坐、立、行（从上到下）；先抬肩、伸臂，再双手握物（由近到远）；先会控制腿，再控制脚的活动（由近到远）；先会用全手掌抓握物品，再发展到能以手指端摘取（从粗到细）；先会画直线，进而能画图形、画人（由简单到复杂）；先会看、听和感觉事物，认识事物的表面属性，再发展到思维、分析、判断事物的类别属性（由低级到高级）。

（4）生长发育的个体差异：受遗传、环境的影响，儿童生长发育存在着较大的个体差异，每个人生长的"轨迹（trajectory）"不完全相同。如同年龄、同性别的儿童群体中，每个儿童的生长水平、生长速度、体型特点等都不完全相同。因此，儿童的生长发育水平有一定的正常范围，所谓正常值不是绝对的，评价时必须考虑各种因素对个体的影响，并应作连续、动态的观察，才能作出正确的判断。

2. 儿童生长发育的影响因素　遗传因素和环境因素是影响儿童生长发育的两个最基本因素。遗传决定了生长发育的潜力，这种潜力又受到一系列环境因素的作用和调节，两方面相互作用，决定了每个儿童的生长发育水平。其中环境因素包括：营养、疾病、孕母情况和生活环境。

3. 儿童体格生长的指标及评价方法

（1）儿童体格生长常用指标：儿童体格生长常用指标包括体重、身高（长）、坐高（顶臀长）、头围、胸围、上臂围、皮下脂肪厚度等。

1）体重：是身体各器官、组织及体液的总重量。因体脂和体液变化较大，体重在体格生长指标中最易波动，是反映儿童体格生长，尤其是营养状况的最易获得的敏感指标，也是儿科临床计算药量、输液量等的重要依据。

2）身高（长）：身高指头顶至足底的垂直距离，是头、躯干（脊柱）与下肢长度的总和。3岁以下儿童立位测量不易准确，应采用测量床仰卧位测量，称为身长；3岁以后采用身高计立位测量，称为身高。卧位与立位测量值相差1~2cm。

3）坐高：指由头顶至坐骨结节的垂直距离，3岁以下采用测量床仰卧位测量，称为顶臀长；3岁后采用坐高计坐位测量，称为坐高。

4）头围：指自眉弓上缘经枕骨结节绕头一周的长度，是反映脑发育和颅骨生长的一个重要指标。3岁以内常规测量头围。

5）胸围：指自乳头下缘经肩胛角下绕胸一周的长度，反映肺和胸廓的发育。

6）上臂围：指沿肩峰与尺骨鹰嘴连线中点绕上臂一周的长度，反映上臂骨骼、肌肉、皮下脂肪和皮肤的发育水平。常用以评估儿童营养状况。

（2）儿童体格生长的常用评价方法：即生长曲线评价法，指将同性别、各年龄组儿童的某项体格生长指标（如身高、体重等）值按离差法或百分位数法的等级绘成曲线，制成生长曲线图（图2-2），将定期连续测量的个体儿童的体格生长指标数值每月或每年点于图上并绘制成曲线与

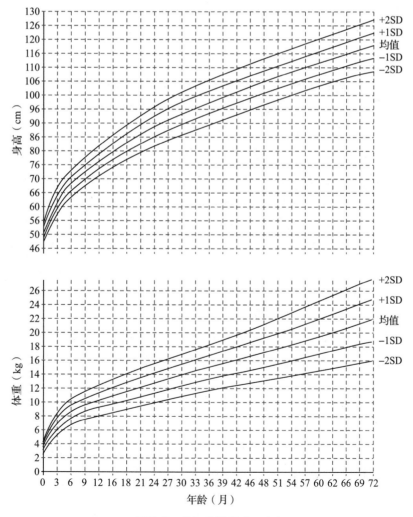

图2-2 生长曲线图（男童）

标准曲线作比较，可了解该儿童目前所处生长水平；比较前后数据，可判断其生长趋势和生长速度为正常、向下（增长不足、下降）、向上（增长加速）或平坦（不增），及时发现偏离，分析原因予以干预。

4. 婴儿食物转换的原则　引入食物的质与量应循序渐进，从少到多，从稀到稠，从细到粗，从一种到多种，逐渐过渡到固体食物。天气炎热和婴儿患病时应暂停引入新食物。食物转换时应先选择既易于婴儿消化吸收，又能满足其生长需要，同时又不易引发过敏的食物。

5. 食物转换的步骤和方法（表 2-3）　根据婴儿发育状况、消化系统成熟程度决定引入其他食物。

表 2-3　换乳期食物转换的步骤和方法

月龄	食物性状	引入的食物	餐数		进食技能
			主餐	辅餐	
6	泥状食物	含铁配方米粉、配方奶、蛋黄、菜泥、水果泥	6 次奶（断夜间奶）	逐渐加至 1 次	用勺喂
7~9	末状食物	烂粥、烂面、烤馒头片、饼干、鱼、全蛋、肝泥、肉末	4 次奶	1 餐饭1 次水果	学用杯
10~12	碎食物	厚粥、软饭、面条、馒头、碎肉、碎菜、豆制品、带馅食品等	3 次奶	2 餐饭1 次水果	抓食断奶瓶自用勺

（1）6 月龄：该阶段的婴儿唾液中已含有唾液淀粉酶，对淀粉类食物可以消化，同时此期婴儿体内的贮存铁已消耗殆尽，故首先添加的食物是含铁的米粉，其次引入的食物是根块茎蔬菜、水果，以补充维生素、矿物质。在哺乳后给予婴儿少量含强化铁的米粉，先喂 1~2 勺，逐渐增至多勺，6~7 月龄后可代替 1~2 次乳量。婴儿对其他食物有一个习惯过程，可通过多次体验改变其对新食物的抵抗。如引入蔬菜，应每种菜泥每天尝 2 次，直至 3~4 日婴儿习惯后再换另一种，以刺激味觉的发育。为培养婴儿的进食能力，应注意引入的方法，如用勺、杯进食可帮助口腔动作协调，并开始时将食物做成泥状，使其学习主动吞咽半固体食物，训练咀嚼能力。

（2）7~9 月龄：该月龄婴儿乳牙已萌出，为了促进牙齿生长及锻炼咀嚼能力，应及时添加饼干、馒头片等食物，并逐渐引入动物性食物，如鱼、蛋类、肉类和豆制品。但应保证每日 600~800 ml 的乳量，因乳类仍为此期婴儿营养的主要来源。让婴儿熟悉多种食物，如烂粥、肉末、肝泥等，有利于儿童期完成食物转换。

（3）10~12 月龄：食物的性状由泥状过渡到碎末状可帮助咀嚼，增加食物的能量密度。此期还应注意婴儿神经心理发育对食物转变的作用，如允许手抓食物，既可增加婴儿进食的兴趣，又有利于眼手动作协调和培养独立能力。

6. 采集末梢血操作要点

（1）采血用品的准备：医嘱执行单、消毒液（异丙醇或 75% 医用乙醇用于采集部位消毒，速干手消毒液用于工作人员的手消毒；儿童及新生儿禁止使用碘伏）、无菌棉签/球、创口贴（必要时）、微量采血吸管/橡皮吸头（如需要）、一次性医用橡胶手套、条形码。

（2）儿童准备

1）评估儿童：评估儿童身体状态、穿刺部位皮肤及血液供应状况。

2）体位准备：对于低龄患儿，需在其陪同者协助下固定（图2-3）。①穿刺前的固定：看护人或者家庭成员坐在采血椅上，将患儿放于双膝上；交叉双腿，夹住和固定患儿的下肢；一手从患儿胸前将其环抱，并夹紧其非采血手臂，牢牢固定患儿采血手臂的肘部；用另一手将患儿的手腕固定住，使其手掌保持在手腕平面下方。②穿刺中的固定：要求陪同者规律地按压和放松患儿手腕，以确保充足的血流。尽可能少脱上衣，注意保暖或让陪同者用毯子包住患儿，仅露出采血位点。避免过度按压手指，因可导致溶血或血流不畅。

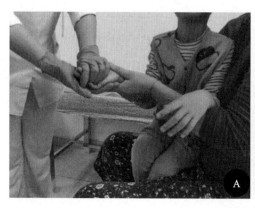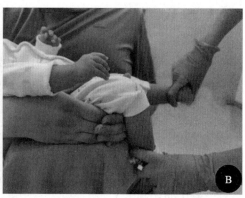

图2-3 陪同者协助固定患儿示意图
A. 指尖穿刺固定；B. 足跟穿刺固定

3）安抚患儿情绪：通过温和的言语和动作安抚患儿，保持其情绪稳定。若患儿情绪过于激动（如过度哭闹），可能会影响对血液中某些成分的检测结果，因此对于来自严重哭闹患儿的标本，需特别标注。

（3）选择穿刺部位（表2-4）

1）新生儿及6个月以内不适于指尖采血的婴儿（体重3～10 kg）：由于新生儿（0～28天）手指末端皮肤表面到指骨的距离为1.2～2.2 mm，采用手指采血容易伤及骨骼，可能引起感染等并发症，因此对于新生儿及6个月以内不适于指尖采血的婴儿（体重3～10 kg），推荐选择足跟内侧或外侧采血。

2）28天以上较大婴幼儿及儿童：对于28天以上的较大婴幼儿（体重>10 kg）及儿童，一般采用指尖采血，推荐选择中指或环指指尖的两侧。

3）不适宜皮肤穿刺的部位：①禁止穿刺新生儿足弓区域：穿刺该区域可能导致神经、肌腱和软骨的损伤，且足跟穿刺深度应控制在2.0 mm以内；②禁止穿刺新生儿的手指：新生儿手指末端皮肤表面到指骨的距离为1.2～2.2 mm，指尖采血容易伤及骨骼，从而引发局部感染和坏疽等并发症；③禁止穿刺肿胀的部位：肿胀部位积聚的组织液会污染血液样本；④避免穿刺近期穿刺过的部位；⑤避免穿刺耳垂。

（4）确定穿刺深度。

（5）按摩或热敷穿刺部位：采血前轻轻按摩采血部位，促进局部组织血液循环。对于血液循环不佳的患儿，可进行适当热敷。

（6）消毒穿刺点：穿刺前应使用棉签或棉片蘸取75%乙醇或70%异丙醇溶液对穿刺点进行消毒。消毒后应待其自然干燥，以使消毒剂发挥作用。不应提前拭去消毒剂，以免影响消毒效果。

表 2-4　不同年龄患儿末梢血穿刺部位及深度要求

不同年龄患儿	穿刺部位	穿刺深度（mm）
早产儿	足跟	≤ 0.85
新生儿	足跟	≤ 2.0
6 个月以内不适于指尖采血的婴儿（体重 3 ~ 10 kg）	足跟	≤ 2.0
28 天以上较大婴幼儿（体重 >10 kg）及儿童	指尖	≤ 2.0
8 岁以上	指尖	≤ 2.4

（7）皮肤穿刺：使用回缩式末梢采血器时，建议遵循以下皮肤穿刺程序（图 2-4）。消毒穿刺部位，并使其干燥；将末梢采血器从包装中取出；如果末梢采血器有保护罩或者触发锁，则按照生产厂家的推荐，取出或打开；按照生产厂家说明，用手指握紧末梢采血器；紧紧握住患儿足部或手指，防止其发生突然运动；将末梢采血器置于患儿的足跟或手指皮肤表面上，并告知患儿即将进行穿刺；启动末梢采血器，进行穿刺；将末梢采血器从皮肤上取下，弃于利器盒中。如条件有限，使用不可回缩式采血器穿刺时，应往同一方向平稳穿刺，注意不要用力过大，避免穿刺过深，在到达预定穿刺深度后，应拔出末梢采血器，立即弃于利器盒中。注意事项：不可在同一位点立即重复穿刺（两次刺入）。

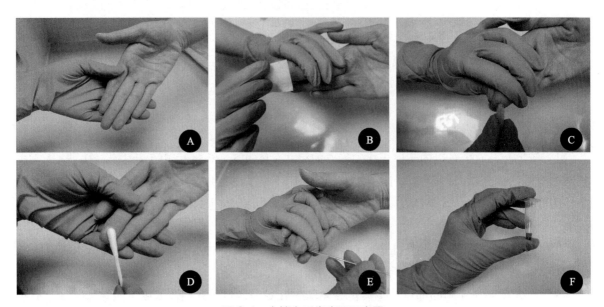

图 2-4　末梢血采集步骤示意图
A. 固定穿刺位点；B. 消毒穿刺位点；C. 穿刺；D. 擦去第一滴血；E. 样本收集；F. 样本混匀

（8）去除第一滴血：第一滴血可能含有过量的体液，会影响检测结果，所以选好位点进行穿刺后，应使用无菌棉球 / 棉签擦去第一滴血（除非即时检测装置厂家说明书中要求检测第一滴血）。

（9）标本采集：从采集点的下方捏住穿刺位点，轻柔、间歇性地对周围组织施加压力，增加血流量。当末梢采血管触到第二滴血时，使末梢采血管集液口与穿刺点呈 30° ~ 45° 收集血液，血液沿管壁滑入采血管底部。如果血滴卡在采血管顶部，可轻轻弹一下采血管表面，促使其流入采血管底部。注意：①如使用微量采血吸管，用微量采血吸管接触到第二滴血，血液通过虹吸作用流入管内，拭去管尖外壁附着的血液，操作时微量采血吸管头部不要接触其他物体表面，以免造成血液样本污染。②末梢血标本如需稀释时，用微量采血吸管接触到第二滴血，血液通过虹吸作用流入管内，拭去管尖外壁附着的血液，将吸管伸入装有稀释液的试管底部，慢慢排出吸管内的血液，并用上清液冲洗管内余血2～3次，最后轻轻将试管内的液体混匀，切勿大力振荡。

（10）标本混匀：采集后应封闭抗凝管帽，按照采集容器说明书建议进行混匀，防止血液标本凝固。应上下颠倒混匀或轻弹混匀，避免剧烈振摇而导致标本溶血。

（11）穿刺后按压：采血结束后应立即使用消毒棉片或棉球对穿刺点进行按压，指尖采血后的患儿应稍微抬起采血手臂，足跟采血后的患儿应将脚抬高至高于身体的位置，按压穿刺点直至止血。

2岁以上幼儿可在伤口处粘贴创口贴止血。不推荐2岁以下幼儿使用创口贴或绷带，以避免胶带刺激皮肤或绷带缠绕造成危险。

L2-2u
医嘱单

第二节　疫苗接种

▼ 案例题目

疫苗接种。

▼ 授课对象

护理本科三年级（四年制）学生。

▼ 教学地点

模拟实训室。

▼ 教学团队

导师 1 人，参与者 2 人，模拟工程师 2 人。

▼ 时间分配

场景布置 30 min，模拟前介绍 5 min，情境运行 20 min，复盘 40 min，场景复原 10 min。

▼ 教学目标

（一）知识目标

1. 正确描述疫苗接种的注意事项。

2. 明确疫苗接种禁忌证。

3. 正确描述疫苗接种不良反应。

（二）能力目标

1. 能正确判断患儿的护理问题及优先级别。

2. 能合理安排护理工作的流程。

3. 能正确进行疫苗接种的准备工作。

4. 能正确进行肌内注射。

5. 能正确识别和处理疫苗接种不良反应。

6. 能正确对患儿家长进行健康教育。

（三）素养目标

1. 建立良好的护患关系，具有人文关怀素质。

2. 具有与患儿、家长良好的沟通能力。

3. 具有团队合作能力。

▼ 模拟前学员应具备的知识和技能

（一）知识

1. 免疫规划的内容。

2. 免疫规划的程序。

3. 疫苗接种的注意事项。

4. 疫苗接种禁忌证。

5. 疫苗接种的反应。

6. 过敏性休克的临床表现。

（二）技能

1. 为患儿进行疫苗接种的正确操作方法。

2. 判断疫苗接种反应并进行正确处理。

3. 过敏性休克的抢救流程。

4. 治疗性沟通能力。

▼ 初始病例资料

情境（一）

基本信息

姓名：杨某　　　　　　民族：汉族

性别：女　　　　　　　年龄：8个月

身长：73 cm　　　　　体重：9.5 kg

主诉： 按计划接种疫苗。

现病史

女婴，8个月，按照预约时间到儿童保健门诊进行乙脑灭活疫苗的接种。经查体，面色一般，皮肤、毛发、眼、耳、鼻、口腔未见异常，浅表淋巴结未及，视力筛查无异常，听力筛查无异常，心肺听诊无异常。

个人史

1. 出生史：第1胎，第1产，足月顺产，出生时 Apgar 评分10分，其母孕期无异常。

2. 喂养史：母乳喂养至6个月断奶，改为配方乳，生后开始服用维生素 D 制剂，每天 400 IU，6个月开始添加辅食。

3. 生长发育史：6个月开始出牙，目前共出4颗牙。3个月抬头稳，6个月独坐。

4. 预防接种史：按时进行疫苗接种。

5. 过敏史：无特殊食物、药物过敏。

家族史

父母均体健，非近亲结婚，无家族遗传病史。

作为儿童体检中心的当班护士，请对该婴儿进行护理。

情境（二）

完成疫苗接种后 5 min，婴儿突然出现全身广泛荨麻疹、烦躁不安、面色苍白、四肢发凉、口唇发绀。

作为当班护士，请针对上述情况进行处理。

▼ 模拟设备及物品准备

（一）模拟患者

高仿真模拟人。

（二）初始监护状态

初始状态患儿未接监护，生命体征平稳，神志清醒。

（三）模拟药品和液体清单

模拟生理盐水，模拟肾上腺素。

（四）设备/物品清单

设备/物品名称	设备/物品要求	数量	其他要求
儿童高仿真模拟人	可进行体格检查、肌内（上臂三角肌/大腿前外侧 1/3 处）注射等操作	1个	
婴儿体重秤/测量床		1个	
抢救车	备有急救药物、听诊器、血压计、手电筒、检查手套、压舌板、鼻吸氧管、湿化瓶、面罩、球囊、除颤仪、吸痰管等	1辆	按临床真实要求配置，放置常见抢救设备及抢救药品，配备手消毒液、消毒用品、医疗垃圾桶、生活垃圾桶、利器盒等
治疗车	备有治疗盘、注射器、棉签、安尔碘、75% 乙醇、砂轮、敷贴	1辆	摆放输液所需物品，配备手消毒液、消毒用品、医疗垃圾桶、生活垃圾桶、利器盒等
心电监护仪	配儿童用血压测量袖带和脉搏血氧饱和度探头	1台	
吸氧装置		1套	
椅子		1把	
疫苗接种本		1本	
处方单		1份	
签字笔		2支	
内线电话或值班手机		1个	

▼ 角色分配及任务

参与者

1. 扮演患儿母亲：已通过标准化角色培训及考核，负责提供患儿病史，与责任护士和医生沟通患儿病情。

2. 扮演儿科医生：已通过标准化角色培训及考核，负责与责任护士沟通病情，开具医嘱单。

▼ 教学设计

（一）模拟前介绍

1. 安全性说明　本次模拟训练将在高仿真模拟人身上进行一系列的护理操作。由于患儿是高仿真模拟人，大家的护理行为不会对患儿产生伤害，因此这个环境是非常安全的，请大家不要害怕犯错误。同时，大家也要将模拟患儿当作真实患儿一样对待，这样才能真正融入到所设置的场景中，为日后真正在临床工作打下良好的基础。另外，我们会对模拟过程进行录像，目的仅仅在于使观察室的学生可以看到整个模拟的过程以及在讨论需要时回放。我们将遵循保密原则，不会在其他场景下播放该录像，请大家不要有所顾虑。

2. 病例初始资料　患儿为 8 个月女婴，按照预约时间到儿童保健门诊进行乙脑灭活疫苗的接种。经查体，面色一般，皮肤、毛发、眼、耳、鼻、口腔未见异常，浅表淋巴结未及，视力筛查无异常，听力筛查无异常，心肺听诊无异常。作为儿童体检中心的当班护士，需对该婴儿进行护理。如有需要呼叫医生，请拨打诊室电话××××；遇到紧急情况可拨打院内急救团队电话××××。

3. 预期目标　在此次模拟训练中，作为儿科护士要对患儿进行有效的评估，识别该患儿的主要问题，并遵循医嘱正确给药并注意观察药物的疗效和不良反应。在此过程中要注意团队成员的相互合作，与患儿、家长和医生的有效沟通。

4. 模拟流程　本次的情景模拟时间控制在 20 min 左右。随后要到另外一个房间讨论刚刚完成的情景模拟，这个过程会持续 40 min 左右。在这个环节可以得到来自同学、老师的反馈。在模拟过程中出现的问题及不确定之处也可以在此环节得到解答。

5. 角色分配及任务　在此次情景模拟中的 1 名学生为门诊当班护士，患儿妈妈和儿科医生各由 1 位助演扮演。其他学生作为观察者，在另一个房间通过实时录像观察整个情景模拟的过程，并填写观察表。

6. 情境与设备　模拟环境为儿童保健门诊，患儿正由妈妈抱着。患儿是由计算机控制的高仿真模拟人，可以对其进行包括心肺听诊在内的有重点的身体评估，可以肌内注射。病室内的治疗车上有此次模拟过程中可能会用到的一些物品，如医嘱开具的药物、治疗盘等。

介绍完以上内容后，询问学生是否有其他信息想要了解。然后给学生 5 min 左右时间准备。

（二）模拟剧本

情境（一）			
阶段 / 生命体征	患儿状态	预期学员行为	线索 / 提示
状态 1： T 36.5 ℃ P 118 次 / 分 R 26 次 / 分	安静	自我介绍 测量身长、体重 评估有无疫苗接种禁忌证，并进行知情同意	患儿母亲询问护士："如果孩子发烧了，还能打疫苗吗？"可推动护士评估有无疫苗接种禁忌证
状态 2： T 36.5 ℃ P 121 次 / 分 R 30 次 / 分	开始哭闹，拒绝打针	安抚 肌内注射（上臂三角肌） 健康教育：疫苗接种后注意事项	患儿母亲可询问护士："在哪儿打针呀？我怎么抱孩子比较合适？"推动护士指导体位摆放；患儿母亲可询问："打完就能直接回家了吗？"推动护士告知疫苗接种后注意事项
情境（二）			
状态 3： T 36.1 ℃ P 86 次 / 分 R 38 次 / 分 BP 60/38 mmHg	注射疫苗后 5 min，突然出现全身广泛荨麻疹、烦躁不安、面色苍白、四肢发凉、口唇发绀	立即呼叫医生 推来急救车 放平，抬高下肢，松开上衣扣子 准备吸氧装置，吸氧 4～6 L/min 连接心电监护 护士遵医嘱肌内（大腿前外侧 1/3 处）注射 1：1000 肾上腺素 0.15 mg 护士建立静脉通道	患儿母亲呼救："医生、护士，快救救我的孩子！"

续表

阶段/生命体征	患儿状态	预期学员行为	线索/提示
状态 4： T 36.0 ℃ P 128 次/分 R 32 次/分 BP 88/52 mmHg	面色、口唇颜色由发绀变为红润，肢端变暖，情况好转	再次测量血压 安抚患儿及家长 整理用物，继续观察病情	案例结束

模拟流程如图 2-5 所示。

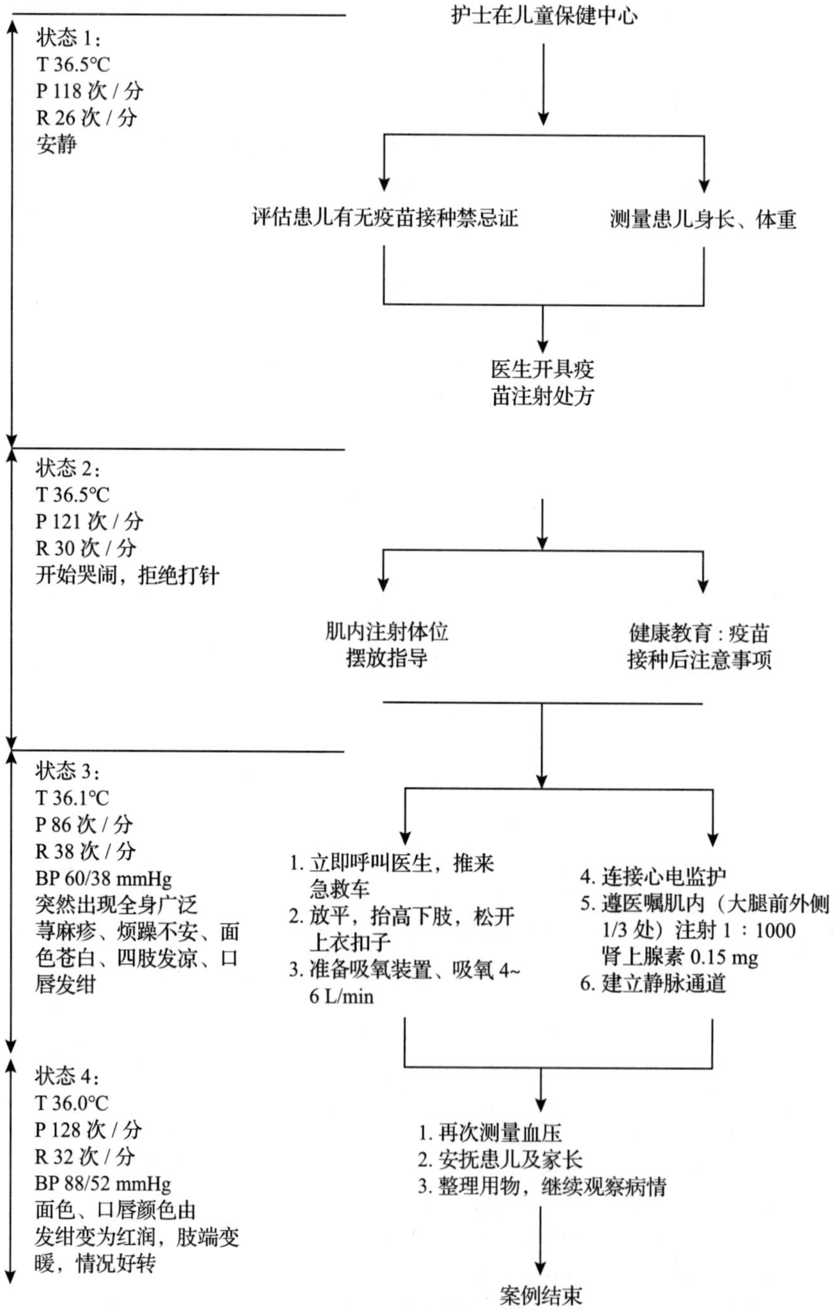

状态 1：
T 36.5℃
P 118 次/分
R 26 次/分
安静

护士在儿童保健中心

评估患儿有无疫苗接种禁忌证　　测量患儿身长、体重

医生开具疫苗注射处方

状态 2：
T 36.5℃
P 121 次/分
R 30 次/分
开始哭闹，拒绝打针

肌内注射体位摆放指导　　健康教育：疫苗接种后注意事项

状态 3：
T 36.1℃
P 86 次/分
R 38 次/分
BP 60/38 mmHg
突然出现全身广泛荨麻疹、烦躁不安、面色苍白、四肢发凉、口唇发绀

1. 立即呼叫医生，推来急救车
2. 放平，抬高下肢，松开上衣扣子
3. 准备吸氧装置、吸氧 4~6 L/min

4. 连接心电监护
5. 遵医嘱肌内（大腿前外侧 1/3 处）注射 1:1000 肾上腺素 0.15 mg
6. 建立静脉通道

状态 4：
T 36.0℃
P 128 次/分
R 32 次/分
BP 88/52 mmHg
面色、口唇颜色由发绀变为红润，肢端变暖，情况好转

1. 再次测量血压
2. 安抚患儿及家长
3. 整理用物，继续观察病情

案例结束

图 2-5　模拟流程图

（三）复盘参考问题

1. 你对刚才的模拟有什么感受？

2. 请描述一下刚才模拟中你护理的患儿发生了什么以及你做了什么。

3. 你认为这个患儿最主要的问题是什么？

4. 你如何与患儿母亲沟通？你认为在与患儿母亲沟通中有什么问题吗？

5. 作为患儿母亲，你对刚才护士的处理及病情解释满意吗？

6. 这个患儿的关键评估和干预措施是什么？

7. 当患儿妈妈询问护士"如果孩子发烧了，还能打疫苗吗"时，你应该如何处理？

8. 当患儿妈妈询问护士"在哪儿打针呀？我怎么抱孩子比较合适"时，你是怎么做的？

9. 当患儿突然出现全身广泛荨麻疹、烦躁不安、面色苍白、四肢发凉、口唇发绀时，你是怎么考虑的？应该如何处理？

10. 疫苗接种的不良反应还有哪些？应该如何处理？

11. 针对疫苗接种可能的不良反应，护士应该如何预防？

12. 你能否总结一下，从此次模拟经历中学到了什么？

13. 你将如何把今天所学的应用到临床实践中？

14. 如果你能再做一次，你会怎样处理这种情况 / 在哪些方面会有所不同？

15. 你还有什么内容想要讨论的吗？

▼ **参考资料**

［1］崔焱，张玉侠. 儿科护理学 .7 版 . 北京：人民卫生出版社，2022.

［2］胡惠丽 . 疫苗接种不良反应的定义和分类 . 中华儿科杂志，2020，58（10）：864-866.

▼ **教学评估方案**

1. 学员模拟教学项目完成度评价表　见表 2-5。

为评价学员模拟教学实施进展和项目完成度，对项目完成情况进行评价。

2. 模拟教学质量评估表　见表 2-6。

为评价该模拟教学的设计质量及教学质量，采用 Jeffries 模拟教学设计量表进行评价。

表 2-5　学员模拟教学项目完成度评价表

以下为该情景模拟教学涉及的考查点，请根据模拟学员的表现在相应的表格进行标注和说明。

项目	很差	较差	一般	较好	很好
	1	2	3	4	5
1. 疫苗接种前的准备工作					
2. 评估患儿有无疫苗接种禁忌证					
3. 指导体位摆放要点					
4. 肌内注射					
5. 健康教育：疫苗接种后注意事项					
6. 评估患儿疫苗接种反应					
7. 疫苗接种后过敏性休克的处理方法					
8. 体现人文关怀					

表 2-6　模拟教学质量评估表

项目	非常反对	反对	一般	同意	非常同意
	1	2	3	4	5
1. 课前提供足够的信息指导和鼓励我参与					
2. 教学目标明确、清晰					
3. 模拟教学中提供清晰、充足的信息，以帮助我解决问题					
4. 模拟活动时，有足够的信息提供给我					
5. 教学案例提供线索恰当、合适，并能促进理解					
6. 模拟实训中能得到适时的支持和帮助					
7. 我需要帮助时，老师能及时发现					
8. 在模拟教学时我感受到了老师的支持					
9. 在整个学习过程中，我感受到了各方面的支持					
10. 此次模拟教学能提高我解决问题的能力					
11. 我在模拟教学活动中被鼓励去发现解决问题的所有可能方法					
12. 此次模拟教学根据我的知识、技能水平而设计					
13. 模拟教学提供给我机会去优化评估和照护能力					
14. 模拟实训给我机会为患者制定护理目标					
15. 反馈具有结构性和组织性					
16. 模拟教学结束时，反馈及时					
17. 反馈时允许我分析自己的表现					
18. 模拟教学结束后，有机会从老师那里得到反馈，使自己知识水平上升一个层次					
19. 此次模拟教学模仿了真实的环境					
20. 现实生活中的事件、环境及其他变量被应用到模拟教学中					

附件　教学目标相关知识点

1. 疫苗接种的准备及注意事项

（1）环境准备：接种场所光线明亮，空气新鲜，温度适宜；接种及急救物品（如肾上腺素）摆放有序。

（2）心理准备：做好解释宣传工作，消除家长和儿童的紧张、恐惧心理；告知接种不宜在空腹时进行。

（3）严格执行免疫程序：掌握接种的剂量、次数、间隔时间和不同疫苗的联合免疫方案。一般接种活疫苗后需间隔 4 周、接种灭活疫苗后需间隔 7～10 天，再接种其他疫苗。及时记录及预约，交代接种后的注意事项及处理措施。

（4）严格掌握禁忌证：通过问诊及查体，了解儿童有无接种禁忌证。患急性传染病（包括疾病恢复期、有急性传染病接触史而未过检疫期者）、慢性消耗性疾病、活动性肺结核、过敏性疾病、先天性免疫缺陷疾病、肝肾疾病以及发热的儿童均不能接种疫苗；正在接受免疫抑制剂治疗的儿童，应推迟常规的疫苗接种；近1个月内注射过丙种球蛋白者，不能接种活疫苗。每种疫苗都有其特殊的禁忌证，应严格按照使用说明执行。

（5）严格执行查对制度及无菌操作原则：仔细核对儿童姓名、年龄、疫苗名称及剂量、用药途径；疫苗的储存、运输应符合相应疫苗的冷链要求；疫苗瓶有裂纹、标签不明或不清晰、有异物者均不可使用；消毒皮肤，待干后方可注射（疫苗切勿与消毒剂接触）；接种活疫苗时，只用75%乙醇消毒；疫苗瓶开封后，疫苗应在2 h内用完；接种后剩余活菌苗应烧毁。

（6）其他：①2个月以上婴儿接种卡介苗前应做结核菌素纯蛋白衍生物（purified protein derivative，PPD）试验，阴性者才能接种；②脊髓灰质炎疫苗用冷开水送服，且服用后1 h内禁热饮；③接种麻疹疫苗前1个月及接种后2周避免使用胎盘球蛋白、丙种球蛋白制剂。

2. 疫苗接种的反应及处理

（1）一般反应：是指由疫苗本身所引起的反应。大多为一过性。

1）局部反应：接种后数小时至24 h左右，注射部位可出现红、肿、热、痛，有时还伴有局部淋巴结肿大。反应程度因个体差异而不同，反应持续时间一般为2～3天。

2）全身反应：一般于接种后24 h内出现不同程度的体温升高，多为中、低度热，持续1～2天。可伴有头晕、食欲减退、腹泻、全身不适、乏力等。

多数儿童的一般反应是轻微的，无需特殊处理，适当休息，多饮水即可。反应较重者，可对症处理，如局部热敷；反应严重者，如局部红肿持续扩大，高热不退，应到医院就诊。

（2）异常反应：极少数儿童可能出现晕厥、过敏性休克、过敏性皮疹、血管神经性水肿等。过敏性休克一般于注射疫苗后数秒或数分钟内发生，一旦发生，应立即抢救。晕厥多因精神或心理因素所致，在紧张、空腹、疲劳或室内闷热等情况下发生，一旦发生，应立即安置患儿于平卧位，头稍低，可针刺或按压人中、合谷穴，给予少量热水或糖水，并随时准备肌内注射1∶1000肾上腺素或静脉推注1∶10 000肾上腺素。必要时，将发生异常反应的儿童尽快转院继续治疗。

（3）偶合症：是指受种者正处于某种疾病的潜伏期，或者存在尚未发现的基础疾病，接种后巧合发病（复发或加重）。因此，偶合症的发生与疫苗接种无关，仅是时间上的巧合。

3. 疫苗肌内注射技术操作要点

（1）核对：仔细核对儿童姓名、年龄、疫苗名称及剂量、用药途径；疫苗瓶开封后，疫苗应在2 h内用完。

（2）指导体位摆放：指导家长抱好儿童，暴露上臂三角肌，注意保暖，保护隐私，必要时可遮挡。

（3）评估注射部位：评估上臂三角肌皮肤及肌肉组织情况。

（4）消毒皮肤：用75%乙醇消毒皮肤2遍，待干后方可注射（疫苗切勿与消毒剂接触）。

（5）二次核对信息：核对儿童姓名、年龄、疫苗名称及剂量、用药途径。

（6）注射过程：取干棉签夹于左手示指与中指之间，取下针头套，排尽注射器内空气；以一手拇指和示指绷紧局部皮肤，另一手以执笔式持注射器，用中指固定针栓，将针头迅速垂直刺入，深度为针梗的1/2～2/3；松开绷紧皮肤的手，抽动活塞，如无回血，缓慢注入药液，同时观察反应；注射完毕，用无菌干棉签轻压针刺处，迅速拔出针头后按压至不出血为止。

（7）再次核对信息：核对儿童姓名、年龄、疫苗名称及剂量、用药途径。

（8）操作后处理：注射后观察用药反应；告知家长注射完疫苗后，需至少观察 30 min 确认无问题后再离开；用速干手消毒剂消毒双手，在注射记录卡执行者处签名和记录时间。

4. 过敏性休克的临床表现

（1）皮肤、黏膜表现：最早且最常出现的表现，包括皮肤潮红、瘙痒，继以广泛的荨麻疹和（或）血管神经性水肿。

（2）呼吸道阻塞表现：最多见的表现，也是最主要的死因。由于气道水肿、分泌物增加，喉和（或）支气管痉挛，患儿出现喉头堵塞感、胸闷、气急、喘鸣、憋气、发绀，甚至窒息而死亡。

（3）循环衰竭表现：由于周围血管扩张导致有效循环血量不足，患儿先有心悸、出汗、面色苍白、脉细而弱，然后发展为肢端厥冷、发绀、血压迅速下降、脉搏消失，甚至血压测不出，最终导致心脏停搏。

（4）中枢神经系统表现：因脑组织缺氧所致，表现为头晕眼花，面部及四肢麻木，意识丧失，抽搐或二便失禁等。

（5）其他表现：恶心、呕吐、腹痛、腹泻及发热等。

5. 过敏性休克的抢救流程

（1）及时切断过敏原及可疑过敏原：临床上当患儿出现过敏性休克时，立即停止使用并清除可能引起过敏反应的物质，及时使患儿平卧，吸氧，心电监护，建立静脉通道，密切监测血压变化。

（2）抢救：就地抢救、供氧、建立静脉通道，体位多选择仰卧位（呕吐者建议左侧卧位，呼吸困难者可以取 45° 坐位），抬高下肢以改善血压。

（3）一线治疗药物——肾上腺素

1）肌内注射：首选，最佳位置是大腿中 1/3 的前外侧面。儿童使用 1∶1000 肾上腺素，每次 0.01 mg/kg（0.01 ml/kg），最大量不超过 0.5 mg。如需重复使用，一般间隔 5～10 min。同时密切观察患儿的生命体征，有助于监测对肾上腺素的治疗反应。

2）静脉推注：适用于急危重症患儿，如收缩压在 0～40 mmHg，或伴有严重喉头水肿者。儿童使用 1∶10 000 肾上腺素，每次 0.01 mg/kg（0.1 ml/kg），最大剂量 0.3 mg，5～10 min 内缓慢静脉推注，同时观察心律和心率。如果在 5 min 内没有改善，重复注射同等剂量的肾上腺素。

（4）液体复苏：对于过敏性休克的患儿，由于循环系统尚不稳定，充分的液体复苏是逆转病情、降低病死率的关键。临床上首选 0.9%NaCl，首剂 20 ml/kg，10～20 min 内推注，然后评估体循环及组织灌注情况（心率、血压、脉搏、毛细血管再充盈时间），若循环无明显改善，必要时可重复使用，给予第 2 剂、第 3 剂，每剂 10～20 ml/kg，总量 40～60 ml/kg（对于心肺疾患、心力衰竭患者要注意控制输液速度）。

（5）血管活性药物的应用：在充分的液体复苏基础上，休克仍难以纠正，血压仍低或仍有明显灌注不良表现时，可以考虑使用血管活性药物提高血压、改善脏器灌注。

（6）必要时应用糖皮质激素：静脉滴注或推注糖皮质激素，如地塞米松每次 0.3～0.5 mg/kg，或氢化可的松每次 8～10 mg/kg，每 4～6 h 1 次。

（7）对症处理

1）保持呼吸道通畅：是休克抢救成败的关键措施之一，若有喉梗阻、呼吸困难、血氧饱和度进行性下降，应立即气管插管。

2）抗组胺药物：异丙嗪每次 0.5～1 mg/kg，肌内注射。

3）钙剂：10% 葡萄糖酸钙溶液 5～10 ml 加入 10% 葡萄糖溶液 10 ml，缓慢静脉推注。

L2-3u

医 嘱 单

第三章　新生儿护理

第一节　新生儿窒息复苏

▼ 案例题目

新生儿窒息复苏。

▼ 授课对象

护理本科三年级（四年制）学生。

▼ 教学地点

模拟实训室。

▼ 教学团队

导师 1 人，参与者 1 人，模拟工程师 2 人。

▼ 时间分配

场景布置 30 min，模拟前介绍 5 min，情境运行 30 min，复盘 60 min，场景复原 10 min。

▼ 教学目标

（一）知识目标

1. 解释新生儿窒息的原因。

2. 描述新生儿窒息的临床表现。

3. 说出新生儿窒息复苏的要点。

（二）能力目标

1. 能正确判断新生儿复苏的指征。

2. 能合理安排抢救工作流程。

3. 能正确给氧。

4. 能正确配制肾上腺素并准确给药。

5. 能正确进行新生儿胸外按压。

6. 能正确实施有效正压通气。

7. 能够与医生进行有效的抢救配合。

（三）素养目标

1. 能够产生对生命的敬畏感。

2. 具有团队合作能力。

▼ 模拟前学员应具备的知识和技能

（一）知识

1. 新生儿窒息的临床表现。

2. 新生儿复苏的流程。

3. 肾上腺素的给药途径及给药注意事项。

（二）技能

1. 新生儿开放气道、清理呼吸道的方法。

2. 新生儿氧疗的方法。

3. 新生儿胸外按压方法。

4. 新生儿有效正压通气的方法。

5. 肾上腺素的配制及给药方法。

6. 医护抢救配合技能。

▼ 初始病例资料

基本信息

姓名：夏某之子	民族：汉族
性别：男	年龄：生后 5 h
身长：38 cm	体重：1.9 kg

主诉：胎龄 29^{+3} 周，出生体重 1.9 kg，生后 5 h。

现病史

患儿为第 1 胎第 1 产，孕 29^{+3} 周，自然分娩，出生体重 1.9 kg，产前无宫内窘迫，生后无窒息，1 min、5 min Apgar 评分均为 10 分。胎膜早破 6 h，羊水、胎盘、脐带未见异常。生后予保暖、戴帽子、保鲜膜覆盖、摆正体位、吸引、刺激，予 T-piece 面罩 CPAP 辅助通气，患儿哭声响亮，自主呼吸规则，肤色红润，反应好，肌张力符合胎龄。

入院后体格检查：T 36.5 ℃，P 120 次 / 分，R 36 次 / 分，BP 61/42 mmHg。体重 1.9 kg，身长 38 cm，头围 30 cm。早产儿外貌，面色红润，四肢动作多，自主呼吸规则，哭声婉转，精神反应可，给予脐静脉留置血管通路。

个人史

1. 出生史：第 1 胎，第 1 产，29^{+3} 周顺产，出生时 Apgar 评分 10 分，其母孕期无异常。

2. 喂养史：早产儿配方奶 4 ml，每天 8 次，Q3 h。

3. 预防接种史：未接种乙肝疫苗和卡介苗。

家族史

否认家族遗传病史。

护士巡视患儿过程中发现患儿心电监护仪报警。监护仪显示：P 85 次 / 分，R 10 次 / 分，SpO_2 75%，患儿出现面色发绀，呼吸不规则，请予以处理。

▼ 模拟设备及物品准备

（一）模拟患者

高仿真模拟人。

（二）初始监护状态

初始状态患儿已接心电监护，T 36.5 ℃，P 85 次 / 分，R 10 次 / 分，SpO_2 75%。

（三）模拟药品和液体清单

模拟盐酸肾上腺素，模拟生理盐水。

（四）设备 / 物品清单

设备 / 物品名称	设备 / 物品要求	数量	其他要求
新生儿高仿真模拟人	可进行体格检查、心电监护、吸氧、输液等操作	1 个	右臂静脉留置针开放静脉
抢救车	备有常用急救药物、生理盐水、氧气管、复苏面罩、球囊、鼻吸氧管、6FR 和 8FR 吸痰管、无套囊气管插管 2.5 号和 3.0 号、气管插管导丝、胶布、喉镜、喉镜片（00 号）、各种型号注射器、采血管、血气针、快速血糖监测用物、手电筒等	1 辆	按临床真实要求配置，放置常见抢救设备及抢救药品，配备手消毒液、消毒用品、医疗垃圾桶、生活垃圾桶、利器盒等
治疗车	备有输液器、注射器、针头、止血带、棉签、安尔碘、75% 乙醇、砂轮、敷贴、体温计、小药杯	1 辆	摆放输液所需物品，配备手消毒液、消毒用品、医疗垃圾桶、生活垃圾桶、利器盒等
输液架	无特殊	1 个	
心电监护仪	配新生儿用血压测量袖带和脉搏血氧饱和度探头	1 台	
空氧混合仪		1 套	
吸氧装置		1 套	
负压吸引装置		1 套	
新生儿多功能培养箱	具有升降、开盖、测量体重功能	1 个	
病情观察记录单		1 份	
患者信息卡		1 份	
腕带		1 个	戴在患儿左手腕部
签字笔		2 支	
内线电话或值班手机		1 个	
小毛巾		1 个	
呼吸机		1 台	

▼ 角色分配及任务

参与者

扮演儿科医生：已通过标准化角色培训及考核，负责与责任护士沟通病情，开具医嘱单，配合复苏。

▼ 教学设计

（一）模拟前介绍

1. 安全性说明　在这次的模拟训练中，要根据临床情境的进展对患儿进行护理。虽然患儿是由高仿真模拟人替代的，但大家需要在心理上把这个案例情节当作真实的状况，同时将模拟的新生儿像真实患儿一样对待。如果处置不当，可能会导致患儿出现不良的临床结局，大家不用担心，毕竟这只是一个模拟的环境，因此是非常安全的，所以可以大胆地根据自己的判断去进行决策，执行操作，不要害怕犯错误。另外，模拟过程会被录像，其目的一是使观察室的同学可以看到整个模拟的过程，二是在讨论过程中有需要时可以回放情境，帮助我们发现问题。录像不会在其他场景下播放，请大家放心。

2. 病例初始资料　患儿为生后 5 h 早产儿。胎龄 29^{+3} 周，出生体重 1.9 kg，心电监护中，T 36.5℃，P 85 次 / 分，R 10 次 / 分，SpO_2 75%。作为责任护士现在要对患儿进行急救处理。值班医生就在医生办公室，如有需要可随时呼叫医生。

3. 预期目标　在此次模拟训练中，作为新生儿科护士要对患儿进行有效的评估，识别该患儿的给氧指征及复苏指征，正确进行肾上腺素的配制并遵循医嘱正确给药，与医生配合实施复苏。在此过程中要注意团队成员间的相互合作，准确向医生汇报病情，并与医生做好抢救配合。

4. 模拟流程　本次的情景模拟时间控制在 30 min 左右。随后将到另外一个房间讨论大家刚刚完成的情景模拟，这个过程会持续 60 min 左右，在这个环节，可以得到来自同学、老师的反馈。在模拟过程中出现的问题及不确定之处也可以在此环节得到解答。

5. 角色分配及任务　在此次情景模拟中的 2 名学生，其中 1 名为责任护士，另 1 名为辅助护士，儿科医生由一位助演扮演。其他学生作为观察者，在另一个房间通过实时录像观察整个情景模拟的过程，并填写观察表。

6. 情境与设备　模拟环境为 NICU 病房，患儿现在正躺在新生儿培养箱中。这个患儿是由计算机控制的高仿真模拟人，可以对其进行包括视诊、听诊在内的有重点的身体评估，可以给氧，采集动静脉血、输液、进行心电监护及血氧饱和度的监测。病室内的治疗车和抢救车上有此次模拟过程中可能会用到的一些物品，如医嘱开具的药物、生理盐水、注射器、气管插管等。

介绍完以上内容后，询问学生是否有其他信息想要了解。然后给学生 5 min 左右时间准备。

（二）模拟剧本

情境			
阶段 / 生命体征	患儿状态	预期学员行为	线索 / 提示
状态 1： P 85 次 / 分 R 10 次 / 分 SpO_2 75%	患儿面色发绀 呼吸不规则	1. 护士呼叫医生到场，记录抢救时间 2. 呼叫医生，同时使患儿头后仰（肩下垫小毛巾卷），开放气道，轻拍足底，或弹足底，或按摩背部 2 次 3. 护士检查患儿口鼻腔，观察有分泌物，推吸痰车到床旁，连接负压吸引装置，调节压力为 80～100 mmHg，护士给予患儿清理呼吸道（先口咽、后鼻） 4. 连接一次性吸氧装置 5. 医生到达床旁，查看患儿情况（反应、呼吸、循环重点查体）	监护仪报警 高年资护士可提示"需要抢救吗？"推动护士呼叫医生 高年资护士可提示"呛奶了吗？"推动护士检查呼吸道分泌物

阶段 / 生命体征	患儿状态	预期学员行为	线索 / 提示
状态 2: P 90 次 / 分 R 15 次 / 分 SpO₂ 70%	患儿仍发绀,双肺呼吸音粗	1. 护士推急救车到患儿床旁,医生组装并检查球囊 2. 护士连接空氧混合仪,并调节氧流量至 10 L/min,氧浓度 30%,同时检查静脉通路 3. 医生给予患儿人工面罩气囊复苏器进行复苏,建立有效的人工呼吸 4. 气囊面罩正压通气 5 ~ 10 次后,评估通气是否有效,观察患儿胸廓起伏	医生可提示"患儿有留置针吗?"推动护士开通静脉通路 / 检查静脉通路 医生可提示"会氧中毒吗?"推动护士调节合适的氧浓度
状态 3: P 90 次 / 分 R 15 次 / 分 SpO₂ 70%	胸廓起伏欠佳	1. 医生矫正通气步骤。MR → SO → P → A:检查面罩和面部之间是否密闭;调整体位为鼻吸气位;清除分泌物;使新生儿的口张开;增加气道压力;行气管插管或用喉罩气道 2. 矫正通气步骤后,有效正压通气 30 s 后再评估 3. 护士准备气管插管用物	医生可提示"需要进行气管插管",推动护士准备气管插管相关用物,为抢救做准备
状态 4: P 55 次 / 分 BP 48/28 mmHg SpO₂ 72%	经有效正压通气 30 s 后患儿仍发绀	1. 护士配合医生行气管插管,提高氧浓度至 100% 2. 气管插管深度 7.5 cm,医生听诊双侧腋下,双肺呼吸音对称,护士固定气管插管 3. 100% 浓度的氧气管插管正压通气配合胸外按压 60 s 胸外按压方法(拇指法):按压部位为胸骨下 1/3(两乳头连线中点下方),避开剑突,按压深度为胸廓前后径的 1/3,按压通气比例为 3:1,即按压 3 次、通气 1 次,每分钟 120 个动作,90 次按压,30 次呼吸 4. 再次评估患儿呼吸、心率和氧饱和度	医生可提示"氧饱和度上不来,需要提高氧浓度",推动护士调节合适的氧浓度
状态 5: P 55 次 / 分 BP 46/25 mmHg SpO₂ 50%	一名护士胸外按压 医生口头医嘱 1:10 000 肾上腺素 0.2 ~ 0.5 ml 静脉推注(0.1 ~ 0.3 ml/kg) 另一名护士准备肾上腺素原液 1 ml,用生理盐水稀释至 10 ml,并与医生进行核对,给药前重复医嘱,1:10 000 肾上腺素 0.2 ~ 0.5 ml 静脉推注,静脉给药后用 1 ~ 2 ml 生理盐水冲管 护士测量血压 护士准备呼吸机,医生及另一名护士继续给予胸外按压及气管插管球囊正压通气 60 s 后评估	医生可提示"肾上腺素都进到血管里了吗?"推动护士给药后推注生理盐水
状态 6: P 80 次 / 分 BP 50/30 mmHg SpO₂ 85%	护士停止胸外按压,以 40 ~ 60 次 / 分的频率继续正压通气,氧浓度减至 40% 医生确认呼吸机参数后连接呼吸机,准备补液	医生医嘱停止胸外按压,继续正压通气推动护士行为反应
状态 7: P 120 次 / 分 R 40 次 / 分 BP 45/20 mmHg SpO₂ 92%	护士遵医嘱行血气分析、快速血糖监测 医生行血常规、血培养、床旁胸片检查 补开抢救医嘱,写抢救记录 护士继续观察患儿病情,补写护理记录单 医生向患儿家长交代病情	事件完成:交代心率、氧饱和度恢复正常,生命体征平稳

模拟流程如图 3-1 所示。

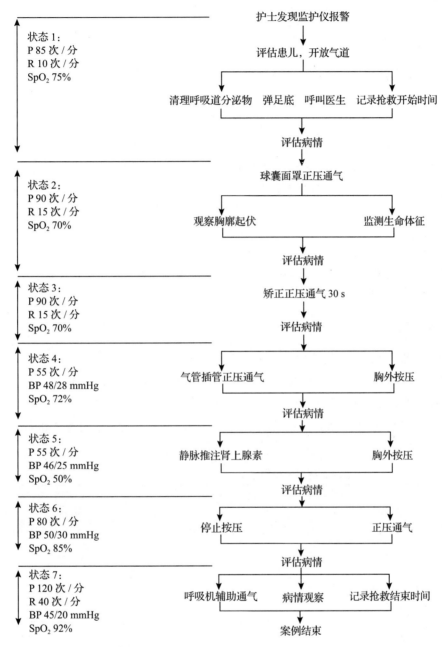

图 3-1　模拟流程图

（三）复盘参考问题

1. 请说说在刚才的模拟过程中你有什么感受。
2. 请简要总结一下你护理的新生儿发生的问题及你们的处理措施。
3. 你认为这个新生儿最主要的问题是什么？
4. 你对刚才两位护士的处理及配合满意吗？
5. 你们对两位护士刚才的分工合作有什么想法？
6. 对此患儿的抢救过程中的几个关键环节是什么？
7. 当医生第一次进行正压通气时，护士应关注什么？

8. 当患儿胸廓无起伏时，你是如何考虑的？你觉得应该如何进行调整？

9. 当医生矫正通气步骤完成后进行通气时，你觉得下一步应该做什么？

10. 刚才对患儿给氧的过程中，你是如何调节氧浓度的？你为何这样做？

11. 对于给予肾上腺素，你是如何考虑的？请说说你的想法。

12. 你认为除了刚才肾上腺素的给药途径外，还有其他的给药方式吗？给药的注意事项分别是什么？

13. 如果你能再做一次，你会怎样处理这种情况？

14. 你们能否总结一下，从此次模拟经历中学到了什么？

15. 你们将如何把今天所学的应用到临床实践中？

16. 你们还有什么问题需要讨论的吗？

▼ 参考资料

[1] 崔焱，张玉侠. 儿科护理学. 7版. 北京：人民卫生出版社，2022.

[2] 中国新生儿复苏项目专家组，中华医学会围产医学分会新生儿复苏学组. 中国新生儿复苏指南（2021年修订）. 中华围产医学杂志，2022，25（01）：4-12.

▼ 教学评估方案

1. 学员模拟教学项目完成度评价表　见表3-1。

为评价学员模拟教学实施进展和项目完成度，对项目完成情况进行评价。

2. 模拟教学质量评估表　见表3-2。

为评价该模拟教学的设计质量及教学质量，采用Jeffries模拟教学设计量表进行评价。

表 3-1　学员模拟教学项目完成度评价表

以下为该情景模拟教学涉及的考查点，请根据模拟学员的表现在相应的表格进行标注和说明。

项目	很差	较差	一般	较好	很好
	1	2	3	4	5
1. 将患儿置于头轻度仰伸位（鼻吸气位）					
2. 清理呼吸道					
3. 采用触觉刺激患儿建立自主呼吸					
4. 呼叫医生，推抢救车					
5. 记录抢救开始时间					
6. 面罩大小适宜					
7. 调节氧浓度至21%~30%					
8. 提高氧浓度至100%					
9. 胸外按压手法正确					
10. 胸外按压频率正确					
11. 胸外按压深度正确					
12. EC手法正确					
13. 正压通气的频率正确					
14. 肾上腺素配制浓度正确					
15. 肾上腺素给药方法正确					

表 3-2 模拟教学质量评估表

项目	非常反对	反对	一般	同意	非常同意
	1	2	3	4	5
1. 课前提供足够的信息指导和鼓励我参与					
2. 教学目标明确、清晰					
3. 模拟教学中提供清晰、充足的信息，以帮助我解决问题					
4. 模拟活动时，有足够的信息提供给我					
5. 教学案例提供线索恰当、合适，并能促进理解					
6. 模拟实训中能得到适时的支持和帮助					
7. 我需要帮助时，老师能及时发现					
8. 在模拟教学时我感受到了老师的支持					
9. 在整个学习过程中，我感受到了各方面的支持					
10. 此次模拟教学能提高我解决问题的能力					
11. 我在模拟教学活动中被鼓励去发现解决问题的所有可能方法					
12. 此次模拟教学根据我的知识、技能水平而设计					
13. 模拟教学提供给我机会去优化评估和照护能力					
14. 模拟实训给我机会为患者制定护理目标					
15. 反馈具有结构性和组织性					
16. 模拟教学结束时，反馈及时					
17. 反馈时允许我分析自己的表现					
18. 模拟教学结束后，有机会从老师那里得到反馈，使自己知识水平上升一个层次					
19. 此次模拟教学模仿了真实的环境					
20. 现实生活中的事件、环境及其他变量被应用到模拟教学中					

附件 教学目标相关知识点

1. 新生儿窒息的原因

（1）母亲因素：母亲患全身性疾病（如糖尿病、心脏病、严重贫血及肾疾病等）和产科疾病（如妊娠期高血压综合征、前置胎盘等）可能会影响胎儿的健康，导致新生儿窒息。此外，母亲吸毒、吸烟等也可能对胎儿造成不良影响，增加新生儿窒息的风险。

（2）分娩因素：分娩过程中，脐带受压、打结、绕颈，手术产、高位产钳、胎头吸引等可能导致新生儿窒息。此外，产程中药物使用不当（如麻醉、镇痛剂、催产药等）也可能会影响胎儿的呼吸，引发新生儿窒息。

（3）胎儿因素：早产儿、小于胎龄儿、巨大儿等可能出现呼吸困难综合征，导致新生儿窒息。此外，胎儿畸形（如呼吸道畸形、先天性心脏病等）和羊水或胎粪吸入致使呼吸道阻塞也可能引发新生儿窒息。

2. 新生儿窒息的临床表现

（1）胎儿缺氧（宫内窒息）：早期有胎动增加，胎儿心率增快（≥ 160 次 / 分）；晚期胎动减少甚至消失，胎心率变慢或不规则（＜100 次 / 分），羊水被胎粪污染呈黄绿或墨绿色。

（2）Apgar 评分（表 3-3）：Apgar 评分是一种简易的临床上用于评估新生儿窒息程度的方法。内容包括心率、呼吸、对刺激的反应、肌张力和皮肤颜色 5 项；每项 0~2 分，总共 10 分，8~10 分为正常，4~7 分为轻度窒息，0~3 分为重度窒息。

表 3-3 新生儿 Apgar 评分

体征	评分标准		
	0	1	2
皮肤颜色	青紫或苍白	躯干红、四肢青紫	全身红
心率（次 / 分）	无	＜100	＞100
弹足底或插鼻反应	无反应	有些动作，如皱眉	哭、喷嚏
肌肉张力	松弛	四肢略屈曲	四肢能活动
呼吸	无	慢、不规则	正常、哭声响

（3）各器官受损表现：窒息、缺氧缺血可造成多器官损伤，但发生的频率和程度则常有差异。①心血管系统：轻症时有传导系统和心肌受损；严重者出现心源性休克和心力衰竭。②呼吸系统：易发生羊水或胎粪吸入综合征，肺出血和持续肺动脉高压，低体重儿常见肺透明膜病、呼吸暂停等。③泌尿系统：急性肾衰竭时有尿少、蛋白尿、血尿素氮及肌酐增高，肾静脉栓塞时见肉眼血尿。④中枢神经系统：主要是缺氧缺血性脑病和颅内出血。⑤代谢方面：常见低血糖、电解质紊乱，如低钠血症和低钙血症等。⑥消化系统：有应激性溃疡和坏死性小肠结肠炎等。

3. 新生儿窒息复苏的要点　包括快速评估和初步复苏；正压通气和氧饱和度监测；气管插管正压通气和胸外按压；药物和（或）扩容。

（1）初步复苏时：置新生儿于轻度仰伸位（鼻吸气位），必要时清理口鼻腔分泌物，吸引压力不超过 100 mmHg（13.3 kPa），持续时间小于 10 s，用手拍打或用手指轻弹新生儿的足底或摩擦背部 2 次以诱发自主呼吸，如这些措施无效，则需要正压通气。

（2）正压通气时：检查气囊，选择大小合适的面罩，足月儿初始用空气（21% 氧浓度）复苏，早产儿初始复苏氧浓度为 30%~40%，将面罩覆盖患儿口鼻，"EC" 手法固定，开始通气，通气压力 20~25 mmHg，频率 40~60 次 / 分。经 30 s 充分正压通气后，如有自主呼吸，且心率≥ 100 次 / 分，可逐渐减少并停止正压通气；如自主呼吸不充分，或心率＜100 次 / 分，矫正通气步骤后继续正压通气。

（3）气管插管和胸外按压：充分正压通气 30 s 后心率＜60 次 / 分，在正压通气的同时进行胸外按压。

1）按压位置：两乳头连线中点的下方，即胸骨体下 1/3 进行按压。

2）按压方法：双手拇指并排放于按压点，其余四指环抱胸廓支撑背部。

3）按压深度：约为胸骨前后径的 1/3。

4）胸外按压和正压通气的比例为 3∶1，即 90 次 / 分的按压和 30 次 / 分的通气，达到每分钟约 120 个动作。

（4）药物和（或）扩容：30 s 的正压通气和胸外按压后，评估心率，若心率仍＜60 次 / 分，考虑给予肾上腺素。

1）有静脉通路时可静脉给予肾上腺素，给药剂量为 0.1～0.3 ml/kg 的 1∶10 000 溶液。

2）静脉通路未建立时可经气管插管内给药，给药剂量为 0.5～1 ml/kg 的 1∶10 000 溶液，必要时 3～5 min 重复给药 1 次。

第二节　新生儿黄疸的护理

▼ 案例题目

新生儿黄疸的护理。

▼ 授课对象

护理本科三年级（四年制）学生。

▼ 教学地点

模拟实训室。

▼ 教学团队

导师 1 人，参与者 1 人，模拟工程师 2 人。

▼ 时间分配

场景布置 30 min，模拟前介绍 5 min，情境运行 20 min，复盘 30 min，场景复原 10 min。

▼ 教学目标

（一）知识目标

1. 正确描述新生儿黄疸的表现。

2. 明确新生儿蓝光治疗的注意事项。

3. 知晓新生儿蓝光治疗的不良反应。

（二）能力目标

1. 能正确判断患儿的护理问题及优先级别。

2. 能合理安排护理工作的流程。

3. 能正确进行新生儿生命体征监测。

4. 能正确进行新生儿经皮胆红素测定。

5. 能正确实施新生儿蓝光治疗。

6. 能正确为新生儿沐浴。

7. 能正确为新生儿进行脐带护理。

8. 能正确为新生儿进行体格测量。

（三）素养目标

1. 具有人文关怀素质。

2. 具有团队合作能力。

▼ 模拟前学员应具备的知识和技能

（一）知识

1. 新生儿黄疸的病理生理和临床表现。

2. 新生儿蓝光治疗的注意事项和不良反应。

3. 新生儿黄疸的护理。

（二）技能

1. 新生儿光疗箱的正确操作方法。

2. 经皮胆红素测定方法。

3. 治疗性沟通能力。

4. 新生儿沐浴、脐带护理。

5. 新生儿体格测量。

▼ 初始病例资料

基本信息

姓名：黄某之女	民族：汉族
性别：女	月龄：14 h
身长：50 cm	体重：3.76 kg

主诉： 皮肤黄染 2 h。

现病史

患儿，女，胎龄 40⁺¹ 周，自然分娩，出生体重 3.76 kg，产前无宫内窘迫，生后无窒息，1 min、5 min、10 min Apgar 评分均为 10 分。无胎膜早破，羊水清，胎盘正常，脐带绕颈 1 周。生后 4 h 开始混合喂养，配方奶为主，每次 5～10 ml，每天 8～12 次，无呕吐、腹泻。已排尿、便各 1 次。于生后 12 h 发现皮肤黄染，经皮测胆红素 9.2 mg/L。不伴嗜睡、拒乳、激惹、眼球凝视、惊厥和尖叫。以"新生儿黄疸"收入我科。

体格检查

T 36.5 ℃，P 120 次 / 分，R 42 次 / 分，BP 60/40 mmHg。体重 3.70 kg，身长 50 cm，头围 33 cm。发育正常，营养中等。神清，反应可，哭声响亮，皮肤干、轻度黄染（图 3-2），无水肿。前囟 1.5 cm×1.5 cm，平坦，张力正常，双肺呼吸音清，心率 130 次 / 分，律齐，心音有力，未闻及杂音。腹部平软，肝肋下 1 cm，质软、边锐，脾未触及。四肢肌张力正常，拥抱、握持和吸吮反射对称引出，双膝腱反射对称引出，巴氏征（－），NBNA 评分 38 分。

个人史

1. 出生史：第 2 胎，第 1 产，足月顺产，出生时 Apgar 评分 10 分，其母孕期无异常。

2. 喂养史：生后 4 小时开始喂养，配方奶为主，每次 5～10 ml，每天 8～12 次。

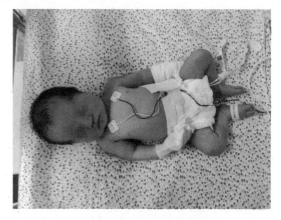

图 3-2　患儿皮肤轻度黄染

3. 预防接种史：按计划完成卡介苗和乙肝疫苗第 1 针接种。

家族史

母亲 29 岁，血型 "O，RhD（＋）"；父亲 30 岁，血型 "B，RhD（＋）"。祖籍均为北京，非近亲结婚，母孕期否认疾病及用药史，否认毒物、放射线接触史。家庭成员体健，否认类似病史，否认患结核、肝炎等传染病。

作为患儿的责任护士，晨交班后，请对患儿进行晨间护理。

▼ 模拟设备及物品准备

（一）模拟患者

高仿真模拟人。

（二）初始监护状态

初始状态患儿已连接心电监护。T 36.5 ℃，P 120 次 / 分，R 42 次 / 分，BP 60/40 mmHg，SpO$_2$ 98%。

（三）模拟药品和液体清单

无。

（四）设备 / 物品清单

设备 / 物品名称	设备 / 物品要求	数量	其他要求
新生儿高仿真模拟人	可进行体格检查、心电监护、吸氧、输液等操作	1 个	右臂静脉留置针开放静脉
治疗车	备有输液器、注射器、针头、止血带、棉签、安尔碘、75% 乙醇、体温计、经皮胆红素监测仪	1 辆	摆放输液所需物品，配备手消毒液、消毒用品、医疗垃圾桶、生活垃圾桶、利器盒等
输液架	无特殊	1 个	
心电监护仪	配新生儿用血压测量袖带和脉搏血氧饱和度探头	1 台	
光疗箱	备有光疗纸尿裤、遮光眼罩、遮盖大单等	1 个	
婴儿体重秤 / 测量床		1 个	
软尺		1 个	
婴儿沐浴台	备有温水、浴盆、婴儿沐浴液、大浴巾、纸尿裤、包被、消毒脐带用物（75% 乙醇、无菌棉签等）	1 个	
新生儿床		1 张	
病历夹		1 个	
病历		1 份	
医嘱单		1 份	
执行单		1 份	
病情观察记录单		1 份	
患者信息卡		1 份	
腕带		1 个	戴在患儿左手腕部
签字笔		2 支	
内线电话或值班手机		1 个	

▼ 角色分配及任务

参与者

扮演医生：已通过标准化角色培训及考核，负责与责任护士沟通病情，开具医嘱单。

▼ 教学设计

（一）模拟前介绍

1. 安全性说明　大家在这次的模拟训练中要对新生儿进行护理。尽管我们采用的是高仿真模拟人，还是要求大家在心理上接纳这个案例情节，并且要像对待真实患儿一样看待模拟人。同时也不要害怕，即便由于处置不当导致患儿出现不良的临床结局也没有关系，毕竟这只是一个模拟环境，这个环境是非常安全的，不要害怕犯错误。另外，我们会对模拟过程进行录像，目的仅仅在于使观察室的同学可以看到整个模拟的过程以及在讨论需要时回放，我们将遵循保密原则，不会在其他场景下播放该录像，请大家不要有所顾虑。

2. 病例初始资料　早期足月新生儿，生后 24 h 内发病，主要症状为皮肤黄染；孕 40^{+1} 周的足月儿，自然分娩，出生体重 3.70 kg，否认围生期缺氧窒息史；喂养满意，无胎粪排出延迟的病史。当日上午以"新生儿黄疸"收入新生儿病房。现在需要执行医嘱。这是医生的医嘱单，如有需要呼叫医生。

3. 预期目标　在此次模拟训练中，作为新生儿科护士，要对患儿进行有效的评估，识别该患儿的主要问题，并遵循医嘱正确实施光疗，同时注意观察光疗的疗效和不良反应。在此过程中要注意团队成员的相互合作，与医生进行有效沟通。

4. 模拟流程　本次的情景模拟时间控制在 20 min 左右。随后将到另外一个房间，讨论大家刚刚完成的情景模拟，这个过程会持续 30 min 左右，在这个环节可以得到来自同学、老师的反馈。在模拟过程中出现的问题及不确定之处可以在此环节得到解答。

5. 角色分配及任务　在此次情景模拟中的 2 名学生，其中 1 名为责任护士，另 1 名为辅助护士，儿科医生由一位助演扮演，其他学生作为观察者，在另一个房间通过实时录像观察整个情景模拟的过程，并填写观察表。

6. 情境与设备　模拟环境为新生儿科病房，患儿现在正躺在辐射台上。这个患儿是由计算机控制的高仿真模拟人，可以对其进行包括心肺听诊在内的有重点的身体评估，可以进行光疗、输液，进行心电、血压及血氧饱和度的监测。病室内的治疗车上有此次模拟过程中可能会用到的一些物品，如医嘱开具的药物、治疗盘等。

介绍完以上内容后，询问学生是否有其他信息想要了解。然后给学生 5 min 左右时间准备。

（二）模拟剧本

情境			
阶段 / 生命体征	患儿状态	预期学员行为	线索 / 提示
状态 1：晨交班后	皮肤黄染（见图 3-2）	辅助护士准备患儿沐浴用物；责任护士给予患儿脱衣物、称体重、测量身长和头围；责任护士为患儿沐浴；沐浴完成后将患儿身体擦干、用 75% 乙醇消毒脐带；责任护士给患儿穿纸尿裤，并用包被包裹	给患儿做晨间护理后继续观察患儿病情，推动护士进行沐浴，测量身长、体重，脐带护理等；若护士未测量身长、体重，医生可直接询问患儿当日体重、身长等，推动护士进行测量

续表

阶段/生命体征	患儿状态	预期学员行为	线索/提示
状态2： T 36.5 ℃ P 120 次/分 R 42 次/分 BP 60/40 mmHg SpO₂ 98%	皮肤黄染	核对患儿身份 责任护士评估患儿，记录生命体征 辅助护士遵医嘱（经皮胆红素监测 q12 h） 持经皮测胆仪进行胆红素监测并汇报医生得的头-胸-腹三个部位的胆红素数值，领取医嘱（双面光疗 St）	医生可询问胆红素数值，推动护士进行胆红素测定并汇报测量结果
		责任护士：为患儿脱去衣服，用光疗纸尿裤遮盖会阴部，并将尿裤反折，尽量缩小面积，以增加照射皮肤面积；佩戴遮光眼罩 辅助护士：准备光疗箱及遮盖大单	医生可提示光疗可能会伤害患儿眼睛，推动护士给患儿佩戴眼罩
		双人配合将患儿放入光疗箱并调整至合适的位置；打开光疗灯 责任护士书写护理记录单，记录生命体征及蓝光照射开始时间，并观察患儿有无光疗并发症	

模拟流程如图 3-3 所示。

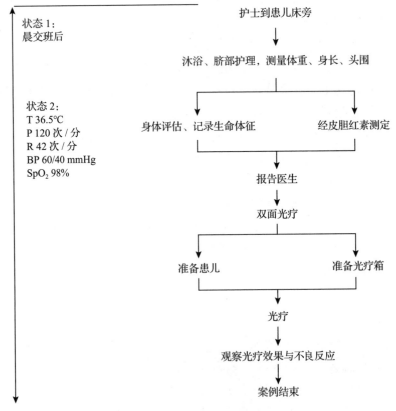

图 3-3　模拟流程图

（三）复盘参考问题

1. 在刚才完成的模拟练习中，你的感觉如何？

2. 请描述一下你护理的新生儿出现了什么问题以及在模拟中你是如何处理的。

3. 你认为这个新生儿最主要的问题是什么？

4. 你对刚才两位护士的处理满意吗？

5. 你对两位护士刚才的分工合作有什么想法？

6. 你还有什么内容想要讨论的吗？

7. 这个患儿的关键评估和干预措施是什么？

8. 在为患儿测量体重、身长和头围的过程中需注意什么？

9. 在为患儿沐浴的过程中需注意什么？

10. 为新生儿进行脐带护理的关键点是什么？

11. 当为患儿进行光疗时，应该注意什么？

12. 光疗的副反应有哪些？你是如何处理的？你为何这样处理？

13. 如果你能再做一次，你会怎样处理这种情况 / 在哪些方面会有所不同？

14. 你能否总结一下，从此次模拟经历中学到了什么？

15. 你将如何把今天所学的知识应用到临床实践中？

▼ 参考资料

崔焱，张玉侠 . 儿科护理学 . 7 版 . 北京：人民卫生出版社，2022.

▼ 教学评估方案

1. 学员模拟教学项目完成度评价表　见表 3-4。

表 3-4　学员模拟教学项目完成度评价表

以下为该情景模拟教学涉及的考查点，请根据模拟学员的表现在相应的表格进行标注和说明。

项目	很差	较差	一般	较好	很好
	1	2	3	4	5
1. 评估患儿身份					
2. 准确测量头围					
3. 准确测量身长					
4. 准确测量体重					
5. 新生儿沐浴方法正确					
6. 脐带消毒方法正确					
7. 经皮测胆红素方法正确					
8. 为患儿脱去衣服，裸露皮肤					
9. 穿光疗纸尿裤					
10. 戴光疗眼罩					
11. 正确实施光疗					
12. 遮盖光疗箱					
13. 书写护理记录单					
14. 严格执行查对制度					
15. 分工合理，工作程序安排得当					
16. 体现人文关怀					

为评价学员模拟教学实施进展和项目完成度，对项目完成情况进行评价。

2. 模拟教学质量评估表　见表 3-5。

为评价该模拟教学的设计质量及教学质量，采用 Jeffries 模拟教学设计量表进行评价。

表 3-5　模拟教学质量评估表

项目	非常反对	反对	一般	同意	非常同意
	1	2	3	4	5
1. 课前提供足够的信息指导和鼓励我参与					
2. 教学目标明确、清晰					
3. 模拟教学中提供清晰、充足的信息，以帮助我解决问题					
4. 模拟活动时，有足够的信息提供给我					
5. 教学案例提供线索恰当、合适，并能促进理解					
6. 模拟实训中能得到适时的支持和帮助					
7. 我需要帮助时，老师能及时发现					
8. 在模拟教学时我感受到了老师的支持					
9. 在整个学习过程中，我感受到了各方面的支持					
10. 此次模拟教学能提高我解决问题的能力					
11. 我在模拟教学活动中被鼓励去发现解决问题的所有可能方法					
12. 此次模拟教学根据我的知识、技能水平而设计					
13. 模拟教学提供给我机会去优化评估和照护能力					
14. 模拟实训给我机会为患者制定护理目标					
15. 反馈具有结构性和组织性					
16. 模拟教学结束时，反馈及时					
17. 反馈时允许我分析自己的表现					
18. 模拟教学结束后，有机会从老师那里得到反馈，使自己的知识水平上升一个层次					
19. 此次模拟教学模仿了真实的环境					
20. 现实生活中的事件、环境及其他变量被应用到模拟教学中					

附件　教学目标相关知识点

1. 新生儿黄疸的表现　生理性黄疸在足月儿中多见，通常在出生后的 2～3 天开始出现皮肤黏膜的黄染，4～5 天达到高峰，然后逐渐消退，7～10 天基本消退完毕。早产儿则可能需要 4 周才能完全消退。足月儿的胆红素一般不会超过 220.6 mmol/L（12.9 mg/dl），而早产儿则可能达到 255 mmol/L（15 mg/dl）。生理性黄疸的色泽较轻，通常先出现在面颈部，偶尔重者会扩散到躯干、四肢和巩膜。部分新生儿可能会出现呕吐的胃内容物和脑脊液呈黄色。生理性黄疸通常不会引起任何症状，但如果血清胆红素超过 136.8 μmol/L（8 mg/dl），可能会出现轻度嗜睡或食欲下降的症状。病理性黄疸在新生儿中也是常见的，其表现与生理性黄疸相似，但是出现的时间更早，且可能持续时间更长，程度更重。如果新生儿在缺氧、酸中毒、低体温、喂养过迟等情况下，即使血清胆红素处于生理范围内，也发生核黄疸，应予以注意。

2. 新生儿蓝光治疗的注意事项

（1）开始光疗时，应将新生儿置于仰卧位，使其身体暴露且尽量减少尿布覆盖的区域（满足基本卫生需求即可），并戴遮光眼罩。应注意避免使眼罩覆盖鼻部或从眼部滑落。

（2）应同时在新生儿上方和下方放置光源，以照射尽可能多的皮肤。

（3）应尽可能减少光疗中断。

（4）注意监测新生儿的体温。蓝光照射过程中需注意蓝光箱的温度不宜过高，注意适当补充水分，可遵医嘱为患儿增加液体摄入。

3. 新生儿蓝光治疗的不良反应及处理　使用荧光灯或卤素灯的老式设备发出紫外光及产生较多热量，导致患儿出现一过性良性红斑皮疹、不显性失水增加导致的低血容量和高热；婴儿青铜综合征是由光异构体引起的外皮青铜色色素沉积所致，可见于接受光疗的胆汁淤积性黄疸。

光疗期间每 4 小时测量一次生命体征，并根据患儿的体温调节箱温，维持患儿体温稳定；记录患儿出入液体量；使用现代 LED 光疗产热极少，通常不会增加体液丢失。如果使用老式非 LED 光疗设备，可能出现体液丢失过多，应记录患儿的出入液量，遵医嘱增加液体的摄入。婴儿青铜综合征通常在停止光疗后数周内随色素逐渐褪去而缓解。

4. 新生儿沐浴过程中的注意事项

（1）准备洗澡前，要将物品准备齐全，包括澡盆、新生儿的包被、换洗的衣服、沐浴露、润肤霜等。

（2）洗澡的水温要控制在 37～39℃，环境的温度则应控制在 26～28℃。

（3）洗澡过程中，要避免损伤新生儿的眼睛，尽可能避免水进入新生儿耳朵内，以免引发感染。

（4）新生儿洗澡的时间应控制在半小时以内，以免新生儿着凉。

（5）如果新生儿情绪不好、过度哭闹或室内温度较低，不建议给新生儿洗澡。

（6）洗澡时要轻轻擦拭新生儿皮肤，不可过度揉搓，以免损伤新生儿皮肤。

5. 新生儿脐带护理的关键点　脐带脱落前，脐带及其周围皮肤要保持干燥、清洁，避免尿液或粪便污染脐部创面；脐带脱落后应注意脐窝有无分泌物，有分泌物者先用 3% 过氧化氢棉签擦拭，再用 0.2%～0.5% 的碘伏棉签擦拭，并保持干燥。

医 嘱 单

第三节　新生儿呼吸窘迫综合征的护理

▼ 案例题目

新生儿呼吸窘迫综合征的护理。

▼ 授课对象

护理本科三年级（四年制）学生。

▼ 教学地点

模拟实训室。

▼ 教学团队

导师 1 人，参与者 1 人，模拟工程师 2 人。

▼ 时间分配

场景布置 30 min，模拟前介绍 5 min，情境运行 20 min，复盘 45 min，场景复原 10 min。

▼ 教学目标

（一）知识目标

1. 正确描述新生儿呼吸窘迫综合征的表现。

2. 明确肺表面活性物质的适应证、作用机制及注意事项。

3. 正确描述无创呼吸机使用注意事项。

（二）能力目标

1. 能正确判断患儿的护理问题及优先级别。

2. 能合理安排护理工作的流程。

3. 能正确进行肺表面活性物质给药——LISA 技术。

4. 能正确使用无创呼吸机。

（三）素养目标

1. 建立良好的爱伤观念，具有人文关怀素质。

2. 具有良好的沟通能力。

3. 具有团队合作能力。

▼ 模拟前学员应具备的知识和技能

（一）知识

1. 新生儿呼吸窘迫综合征的病因、发病机制和临床表现。

2. 新生儿呼吸窘迫综合征的辅助检查。

3. 肺表面活性物质的作用原理。

4. 肺表面活性物质给药的注意事项。

（二）技能

1. 肺表面活性物质给药技术。

2. 新生儿暖箱的正确使用。

3. 无创呼吸机的正确使用。

4. 治疗性沟通能力。

▼ 初始病例资料

情境（一）

基本信息

姓名：安某某之子　　　　　　民族：汉族

性别：男　　　　　　　　　　年龄：生后 13 min

身长：46 cm　　　　　　　　　体重：2610 g

主诉： 胎龄 35^{+3} 周，生后 13 min。

现病史

患儿，男，第 1 胎第 2 产，胎龄 35^{+3} 周，因"双胎妊娠，横位"剖宫产娩出。双绒毛膜双羊膜囊双胎次出，出生体重 2610 g。无宫内窘迫，无胎膜早破，生后自主呼吸欠规则，心率 90 次 / 分，给予 T-piece 面罩正压通气（FiO_2 0.3，PEEP 6 cmH_2O，PIP 18 cmH_2O，RR 40 次 / 分），Apgar 评分 1 min、5 min 及 10 min 均为 10 分，脐血 pH 7.35，BE 3.7 mmol/L，羊水清，脐带、胎盘无异常，因"早产儿"收入院。

患儿自入院以来，精神可，睡眠尚可，二便未排，体重无明显变化。查体：T 36.5℃，P 128 次 / 分，R 63 次 / 分，BP 71/35 mmHg，SpO_2 85%，体重 2610 g，神志清，精神可，近足月儿外貌，前囟平软，皮肤稍苍白，轻度三凹征，双肺呼吸音对称，心音有力，律齐，腹软，肝肋下 2 cm，质软、边锐，肠鸣音可，四肢末梢暖，CRT<3 s，自主活动多，四肢肌张力可。

个人史

1. 出生史：第 1 胎，第 2 产，早产剖宫产，出生时 Apgar 评分 10 分，其母孕期 33 周因"先兆晚期流产"急诊收入院，入院后予抗炎、保胎治疗，曾完成促胎肺成熟治疗 2 次。

2. 喂养史：无。

3. 生长发育史：无。

4. 预防接种史：无。

家族史

父母均体健，非近亲结婚，无家族遗传病史。

生活史

无。

既往史

无。

住院史、手术史

无。

药物、食物过敏史

无。

作为患儿的责任护士，请对患儿进行入院初步护理。

情境（二）

生后 38 min，患儿呼吸急促、三凹征阳性、肤色稍发绀，T 36.5℃，P 136 次/分，R 60 次/分，BP 66/35 mmHg，SpO_2 85%，血气分析 pH 7.20，PCO_2 55.6 mmHg，PO_2 55 mmHg，Lac 4.7 mmol/L。予无创呼吸机 NCPAP 模式辅助通气，参数为 FiO_2 0.3，PEEP 6 cmH_2O，PIP 10 cmH_2O。遵医嘱需给予肺表面活性物质 210 mg 治疗。

作为责任护士，请针对上述情况进行护理。

▼ 模拟设备及物品准备

（一）模拟患者

高仿真模拟人（新生儿）。

（二）初始监护状态

初始状态患儿已接心电监护，并有留置针。T 36.5℃，P 128 次/分，R 63 次/分，BP 71/35 mmHg，SpO_2 85%，体重 2610 g，神志清，精神可，近足月儿外貌，前囟平软，皮肤稍苍白，轻度三凹征，双肺呼吸音对称，心音有力，律齐，腹软，肝肋下 2 cm，质软、边锐，肠鸣音可，四肢末梢暖，CRT<3 s，自主活动多，四肢肌张力可。

（三）模拟药品和液体清单

模拟肺表面活性物质，模拟肾上腺素，模拟葡萄糖 + 头孢哌酮钠舒巴坦钠，模拟生理盐水。

（四）设备/物品清单

设备/物品名称	设备/物品要求	数量	其他要求
新生儿高仿真模拟人	可进行体格检查、心电监护、气管插管、输液等操作	1个	右手静脉留置针开放静脉
新生儿多功能暖箱	可升降、可上开盖、备肤温探头、一次性隔尿垫、"鸟巢"	1个	无
抢救车	备有常规抢救用药，如肾上腺素、多巴胺、米力农等；气管插管（2.5#、3#、3.5# 各 2 根）、导丝、喉镜、胶布；新生儿面罩、球囊、氧气管；吸痰管、手电筒、压舌板	1辆	配备手消毒液、消毒用品、医疗垃圾桶、生活垃圾桶、利器盒等
心电监护仪	配新生儿用血压测量袖带和脉搏血氧饱和度探头、电极片	1个	模式设为新生儿模式，监护仪设置报警线
治疗车	备有治疗盘、输液器、棉签、安尔碘、75% 乙醇、安尔碘、5 ml 和 10 ml 注射器、针头、止血带、砂轮、敷贴、一次性弯盘、输液泵管、胶布、血气针	1辆	摆放输液所需物品，配备手消毒液、消毒用品、医疗垃圾桶、生活垃圾桶、利器盒等
无创呼吸机	备鼻塞、帽子	1台	无
吸痰车	吸痰管、一次性手套	1辆	无
注射泵	可设置速度，连接注射器	3台	无

续表

设备／物品名称	设备／物品要求	数量	其他要求
病历夹		1个	
病历		1份	
医嘱单		1份	
执行单		1份	
病情观察记录单		1份	
患者信息卡		1份	
腕带		2个	戴在患儿左手腕部和脚踝
签字笔		2支	
内线电话或值班手机		1个	

▼ 角色分配及任务

参与者

扮演新生儿科医生：已通过标准化角色培训及考核，负责与责任护士沟通病情，开具医嘱单。

▼ 教学设计

（一）模拟前介绍

1. 安全性说明　在此次模拟训练中要练习在高仿真模拟人（新生儿）身上进行一系列的护理操作。希望大家把这个案例当作真实的临床情境，并将模拟人当作真实患儿一样对待。现在已经备齐了有可能用到的用品和设备，可以在其中进行选择和使用。在操作过程中不用害怕，这只是一个模拟环境，这个环境是非常安全的，即便由于处置不当导致患儿出现不良的临床结局，也不必担忧，不要害怕犯错误。另外，我们会对模拟过程进行录像，目的仅仅在于使观察室的同学可以看到整个模拟的过程，以及在讨论过程中需要时能够进行回放。我们将遵循保密原则，不会在其他场景下播放该录像，请大家不要有所顾虑。

2. 病例初始资料　患儿，男，第 1 胎第 2 产，胎龄 35^{+3} 周，因"双胎妊娠，横位"剖宫产娩出。双绒毛膜双羊膜囊双胎次出，出生体重 2610 g。无宫内窘迫，无胎膜早破，生后自主呼吸欠规则，心率 90 次 / 分，给予 T-piece 面罩正压通气（FiO_2 0.3，PEEP 6 cmH_2O，PIP 18 cmH_2O，RR 40 次 / 分），Apgar 评分 1 min、5 min 及 10 min 均为 10 分，脐血 pH 7.35，BE 3.7 mmol/L，羊水清，脐带、胎盘无异常，因"早产儿"收入院。作为患儿的责任护士和同班次护士，需要怎么做？如有需要呼叫医生，请拨打诊室电话 ××××；如遇紧急情况可拨打院内急救团队电话 ××××。

3. 预期目标　在此次模拟训练中，作为儿科护士要对新生儿进行有效评估，识别该患儿的主要问题，并遵循医嘱正确给药，进行相应的护理，并注意观察患儿的反应、药物的疗效和不良反应。在此过程中要注意团队成员间的相互合作，与同事和医生进行有效沟通。

4. 模拟流程　本次的情景模拟时间控制在 20 min 左右。随后将到另外一个房间，讨论大家刚刚完成的情景模拟，这个过程会持续 40 min 左右，在这个环节可以得到来自同学、老师的反馈。在模拟过程中出现的问题及不确定之处也可以在此环节得到解答。

5. 角色分配及任务　在此次情景模拟中的 2 名学生，其中 1 名为责任护士，另 1 名为辅助护士，新生儿科医生各由一位助演扮演，其他学生作为观察者，在另一个房间通过实时录像观察整个情景模拟的过程，并填写观察表。

6. 情境与设备　模拟环境为新生儿病房，患儿现在正躺在暖箱里。这个患儿是由计算机控制的高仿真模拟新生儿，可以对其进行心电监护、静脉输液、呼吸支持、治疗给药等。病室内的治疗车上有此次模拟过程中可能会用到的一些物品，如医嘱开具的药物、治疗盘等。

介绍完以上内容后，询问学生是否还有其他信息想要了解。然后给学生 5 min 左右时间准备。

（二）模拟剧本

情境（一）			
阶段 / 生命体征	患儿状态	预期学员行为	线索 / 提示
状态 1： T 36.5℃ P 128 次 / 分 R 63 次 / 分 BP 71/35 mmHg SpO₂ 85%	前囟平软，皮肤稍苍白，轻度三凹征，双肺呼吸音对称，心音有力，四肢末梢暖，CRT＜3 s，自主活动多，四肢肌张力可	核对患儿身份 责任护士评估患儿 记录生命体征 遵医嘱连接无创呼吸机 辅助护士回治疗室准备用物 携用物至病房执行医嘱：动脉血气采集	监护仪设置报警，血气结果提示护士无创呼吸机的使用
情境（二）			
状态 2： T 36.5℃ P 136 次 / 分 R 60 次 / 分 BP 66/35 mmHg SpO₂ 84%	患儿呼吸急促、三凹征阳性（见二维码视频），肤色稍发绀，胸部 X 线检查如图 3-4 所示 视频：三凹征阳性	护士评估监护仪数据 观察患儿呼吸急促 呼叫医生并汇报病情变化 遵医嘱进行血气采集 遵医嘱配合胸片体位摆放 遵医嘱给予肺表面活性物质 （药物的准备、给药前后的注意事项） 医生： 根据血气结果调整无创呼吸机参数 预约胸部 X 线检查	患儿监护仪报警，可提示护士关注病情变化；医生询问肺表面活性物质是否准备好，引出准备时需注意的事项。给药后医生可询问有哪些需要关注，考查肺表面活性物质给药后的注意事项
状态 3： T 36.5℃ P 150 次 / 分 R 50 次 / 分 BP 62/44 mmHg SpO₂ 97%	呼吸困难缓解 胸部 X 线检查如图 3-5 所示	护士评估监护仪数据 观察患儿呼吸情况 遵医嘱复查血气采集 遵医嘱配合进行胸部 X 线检查 医生：预约胸部 X 线检查	事件完成：交代心率及呼吸、血氧饱和度正常

（三）复盘参考问题

1. 你对刚才完成的模拟有什么感受？

2. 你能告诉我们刚才患儿发生了什么事吗？

3. 你认为在模拟过程中哪些部分是做得很好的？

4. 你认为在模拟过程中哪些地方是你比较困惑的？

5. 对于团队的分工与合作，你觉得怎么样？

6. 刚才模拟过程中，有什么是让你感觉到不舒服或不安全的吗？

7. 你认为这个患儿最主要的问题是什么？

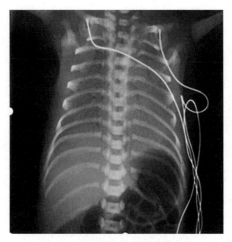
图 3-4　给药前胸部 X 线检查

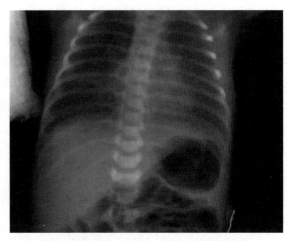
图 3-5　给药后胸部 X 线检查

模拟流程如图 3-6 所示。

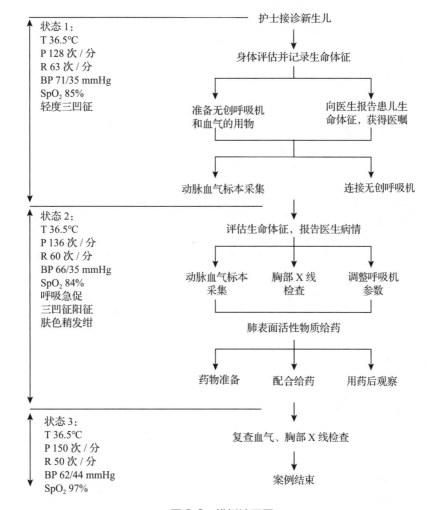

图 3-6　模拟流程图

8. 当患儿呼吸困难加重时，你是怎么考虑的，做了什么处理？

9. 当患儿需要连接无创呼吸机时，你是怎么做的，你为什么这样做？

10. 哪些检查结果提示需要给予肺表面活性物质？

11. 应用 LISA 技术给予肺表面活性物质前你都做了哪些准备工作？

12. 应用 LISA 技术给予肺表面活性物质过程中需重点关注什么？

13. 给予肺表面活性物质后，体位管理及呼吸道管理有什么注意事项？你是怎么考虑的？

14. 你使用了哪些临床资料和有关检查结果来监测患儿的治疗效果？解释你的想法。

15. 在为早产儿护理和治疗过程中，你有什么感受？有什么人文方面的体现？

16. 如果你能再做一次，你会怎样处理这种情况 / 在哪些方面会有所不同？

17. 你能否总结一下，从此次模拟经历中学到了什么？

18. 你将如何把今天所学的应用到临床实践中？

19. 你如何与合作的医生和护士沟通？你认为在与同事沟通中有什么问题？

▼ 参考资料

［1］崔焱，张玉侠 . 儿科护理学 . 7 版 . 北京：人民卫生出版社，2022.

［2］茹喜芳，冯琪 . 新生儿呼吸窘迫综合征的防治——欧洲共识指南 2022 版 . 中华新生儿科杂志（中英文），2023，38（3）：191-192.

▼ 教学评估方案

1. 学员模拟教学项目完成度评价表　见表 3-6。

为评价学员模拟教学实施进展和项目完成度，对项目完成情况进行评价。

2. 模拟教学质量评估表　见表 3-7。

为评价该模拟教学的设计质量及教学质量，采用 Jeffries 模拟教学设计量表进行评价。

表 3-6　学员模拟教学项目完成度评价表

以下为该情景模拟教学涉及的考查点，请根据模拟学员的表现在相应的表格进行标注和说明。

项目	很差	较差	一般	较好	很好
	1	2	3	4	5
1. 评估患儿身份、生命体征情况					
2. 针对新入院新生儿的入院接诊护理					
3. 使用暖箱					
4. 使用心电监护监测生命体征					
5. 血氧饱和度探头连接					
6. 无创呼吸机辅助用物准备					
7. 佩戴无创呼吸机前预防性皮肤保护					
8. 正确连接无创呼吸机					
9. 采集动脉血气操作					
10. 血气结果的解读和判断					
11. 呼吸困难及三凹征的观察					
12. 病情变化判断准确，及时通知医生					

续表

项目	很差	较差	一般	较好	很好
	1	2	3	4	5
13. 及时、动态地测量并记录生命体征					
14. 配合床旁胸片拍摄					
15. 肺表面活性物质准备					
16. 双人核对给药医嘱					
17. 肺表面活性物质剂量抽吸					
18. 经口腔吸痰					
19. 和医生配合肺表面活性物质给药					
20. 给予肺表面活性物质后的护理					
21. 测量并记录给药后生命体征					
22. 严格执行查对制度					
23. 遵守无菌操作原则					
24. 分工合理，工作程序安排得当					
25. 体现人文关怀					
26. 正确书写文书					

表 3-7　模拟教学质量评估表

项目	非常反对	反对	一般	同意	非常同意
	1	2	3	4	5
1. 课前提供足够的信息指导和鼓励我参与					
2. 教学目标明确、清晰					
3. 模拟教学中提供清晰、充足的信息，以帮助我解决问题					
4. 模拟活动时，有足够的信息提供给我					
5. 教学案例提供线索恰当、合适，并能促进理解					
6. 模拟实训中能得到适时的支持和帮助					
7. 我需要帮助时，老师能及时发现					
8. 在模拟教学时我感受到了老师的支持					
9. 在整个学习过程中，我感受到了各方面的支持					
10. 此次模拟教学能提高我解决问题的能力					
11. 我在模拟教学活动中被鼓励去发现解决问题的所有可能方法					
12. 此次模拟教学根据我的知识、技能水平而设计					
13. 模拟教学提供给我机会去优化评估和照护能力					
14. 模拟实训给我机会为患者制定护理目标					
15. 反馈具有结构性和组织性					
16. 模拟教学结束时，反馈及时					

续表

项目	非常反对	反对	一般	同意	非常同意
	1	2	3	4	5
17. 反馈时允许我分析自己的表现					
18. 模拟教学结束后，有机会从老师那里得到反馈，使自己知识水平上升一个层次					
19. 此次模拟教学模仿了真实的环境					
20. 现实生活中的事件、环境及其他变量被应用到模拟教学中					

附件 教学目标相关知识点

1. 新生儿呼吸窘迫综合征（neonatal respiratory distress syndrome，NRDS）的表现　多见于早产儿，生后 4～6 h 内出现逐渐加重的呼吸困难，呼吸逐渐增快（>60 次/分）。表现出吸气性三凹征，主要是因为胸壁顺应性大，胸壁肌力弱，肋骨含较多的软骨结构，导致肋间隙凹陷明显。随后几小时，呼吸频率继续增快至 80～120 次/分，新生儿表现出疲劳。在新生儿呼吸窘迫综合征时，新生儿呼吸频率增加而不是呼吸深度增加。患儿伴有呻吟，以增加肺部呼气末压力，从而保持肺泡扩张，进行短暂的气体交换。呼吸困难时还可出现鼻翼扇动。缺氧严重时四肢肌张力低下，听诊肺部呼吸音减低，吸气时可闻及细湿啰音。本症也有轻型，起病较晚，可延迟至生后 24～48 h，呼吸困难较轻，无呻吟，无右向左分流，3～4 天后好转。

2. 肺表面活性物质（pulmonary surfactant，PS）的适应证

（1）新生儿呼吸窘迫综合征：NRDS 是由于肺发育不成熟，肺上皮细胞合成和分泌 PS 不足所致，主要发生于胎龄小于 34～35 周的早产儿。国内外大量的多中心随机对照试验均肯定 PS 在 NRDS 治疗中的效果。肺表面活性物质可以迅速改善患儿的肺换气功能，提高动脉氧分压，改善肺顺应性，降低患儿的病死率。

（2）急性呼吸窘迫综合征（acute respiratory distress syndrome，ARDS）：PS 异常也会导致 ARDS 患儿的肺功能障碍，外源性 PS 对 ARDS 有一定的改善作用。

（3）肺炎：肺表面活性物质具有一定的抗病毒和细菌作用。

（4）胎粪吸入综合征（meconium aspiration syndrome，MAS）：MAS 患儿内源性 PS 受到严重的损害，而外源性的 PS 对 MAS 的治疗具有较好的疗效。

（5）急性肺损伤、呼吸衰竭、开胸和肺移植手术后呼吸衰竭、先天性膈疝。

（6）遗传性肺表面活性物质缺陷症、气管疾病等。

3. 肺表面活性物质的作用机制

（1）降低肺泡表面张力，以免肺泡塌陷、吸气时肺泡扩张。PS 分散，回缩力增高，有效防止肺泡过度扩张。呼气时肺泡收缩，PS 汇集，肺泡表面张力下降，回缩力减弱，有效达到呼气时保持一定的扩张，防止发生肺泡塌陷。

（2）调节肺泡表面张力，稳定不同肺泡内压力。PS 能够调节不同大小肺泡内的压力，使其趋于稳定，防止小肺泡塌陷和大肺泡的过度膨胀。

（3）保持肺的顺应性。肺的弹性依赖于弹性纤维和 PS 的功能，其中 PS 发挥主要作用，尤其在肺容量较低的情况下，PS 更是起决定作用。

（4）参与一定的肺免疫调节及维持肺泡 - 毛细血管间的液体平衡。

用药前：

（1）严格执行无菌操作技术，将口腔、鼻腔和气管内的分泌物彻底清除。吸痰时要选择最合适的吸痰管，避免过粗或过细，以能够顺利插入为最佳。操作要轻柔，吸痰管深度不可超过气管插管的末端。

（2）PS 干粉剂加无菌注射用水混匀，混悬剂用前需解冻，在 37℃水温中预热或者放在暖箱内预热，使 PS 颗粒分散，预热后上下转动药瓶，以使药液混合均匀。

（3）备齐抢救物品及器械。

用药时：

给药时要保持生命体征相对稳定，严格监测患儿心率、呼吸及血气变化，滴入 PS 前确保气管插管位置正确，协助医师进行体位的调整。

用药后：

（1）PS 滴入患儿肺内后，需要停留一定时间，否则无法发挥治疗效果，因此用药后 6 h 内勿翻身、拍背和吸痰，除非有明显的呼吸道堵塞症状。

（2）因 PS 合成酶系统对缺氧、寒冷和酸中毒特别敏感，因此要给予患儿保暖措施，保持体温的正常。

（3）严密观察患儿病情，有无并发症的发生。如出现肺出血的表现，应及时通知医师，若患儿出现烦躁不安、吐奶等表现，应警惕颅内出血的可能。

4. 暖箱的使用　检查暖箱或辐射台各部位完好，已预热备用；暖箱温度应根据早产儿的情况进行调节（表 3-8），暖箱相对湿度一般为 60%～80%，根据胎龄和出生体重调节暖箱湿度，具体如表 3-9 所示。辐射台：对出生体重较大（>2000 g）的早产儿可用开放式辐射台进行保暖，婴儿的身体需要用包裹遮盖；即使早产儿在暖箱中或在辐射台下，也不能将早产儿放在寒冷的物体附近，如墙壁或窗户旁。

表 3-8　暖箱温度调节表

出生体重（kg）	暖箱温度			
	35℃	34℃	33℃	32℃
1.0～	出生 10 天内	10 天以后	3 周以后	5 周以后
1.5～	—	出生 10 天内	10 天以后	4 周以后
2.0～	—	出生 2 天内	2 天以后	3 周以后
>2.5	—	—	出生 2 天	2 周以后

表 3-9　暖箱湿度调节表

出生体重（kg）	出生天数				
	0 天	5 天	10 天	20 天	30 天
≤ 1000 g	100%	90%	80%	70%	65%
1001～1500 g	90%	80%	70%	65%	55%～65%

5. 呼吸机的使用——持续气道正压通气（continuous positive airway pressure，CPAP）

（1）应用指征：①有自主呼吸的极早期早产儿（出生胎龄 25～28 周），产房早期预防性应用；

②可能发生呼吸窘迫综合征（RDS）的高危新生儿；③RDS患儿应用肺表面活性物质拔除气管插管后呼吸支持；④鼻吸氧管、面罩或头罩吸氧时，当吸入氧浓度分数（FiO_2）>0.30时，动脉血氧分压（PaO_2）<50 mmHg或经皮血氧饱和度<0.90；⑤早产儿呼吸暂停；⑥有创机械通气拔除气管插管后出现的明显吸气性凹陷和（或）呼吸窘迫。

（2）护理措施：使用CPAP辅助通气时，对患儿鼻部情况进行评估，清洁鼻腔及气道。在患儿的前额和两侧脸颊部用人工皮保护皮肤，裁剪"倒心"形水胶体敷料贴于鼻部，防止皮肤压伤，根据鼻小柱间距及鼻孔大小，用打孔器打出适合的孔，根据患儿选择大小合适的鼻塞。同时，注意气体的加温、加湿并定时清理鼻塞。

L3-3u

医嘱单

第四节　新生儿缺氧缺血性脑病的护理

▼ 案例题目

新生儿缺氧缺血性脑病的护理。

▼ 授课对象

护理本科三年级（四年制）学生。

▼ 教学地点

模拟实训室。

▼ 教学团队

导师 1 人，参与者 2 人，模拟工程师 2 人。

▼ 时间分配

场景布置 30 min，模拟前介绍 5 min，情境运行 20 min，复盘 40 min，场景复原 10 min。

▼ 教学目标

（一）知识目标

1. 正确描述新生儿缺氧缺血性脑病的表现。

2. 明确亚低温治疗的适应证及禁忌证。

（二）能力目标

1. 能正确判断患儿的护理问题及优先级别。

2. 能合理安排护理工作的流程。

3. 能正确进行神经系统的评估与监测。

4. 能正确对新生儿缺氧缺血性脑病进行护理。

5. 能正确进行新生儿亚低温治疗的护理。

6. 能正确进行新生儿血糖监测。

7. 能对患儿家长进行安抚。

（三）素养目标

1. 建立良好的护患关系，具有人文关怀素质。

2. 具有与患儿家长良好的沟通能力。

3. 具有团队合作能力。

▼ 模拟前学员应具备的知识和技能

（一）知识

1. 新生儿缺氧缺血性脑病的发病机制和临床表现。

2. 新生儿亚低温治疗的适应证。

3. 控制惊厥的用药监测和用药注意事项。

（二）技能

1. 静脉给药、血糖测量的正确操作方法。

2. 基础的神经系统的评估方法。

3. 实施肛温监测的操作方法。

4. 亚低温治疗的护理方法。

5. 新生儿缺氧缺血性脑病患儿的护理。

▼ 初始病例资料

情境（一）

基本信息

姓名：张某某之子	民族：汉族
性别：男	年龄：1 天
身长：50 cm	体重：3.4 kg

主诉：窒息复苏后 3 h。

现病史

患儿，男，因窒息复苏后 10 min 入院，系第 2 胎第 1 产，胎龄 38 周，因"宫内窘迫"剖宫产娩出。有宫内窘迫，表现为胎心减慢，最低 60 次 / 分，持续 1 h，无胎膜早破，羊水少，脐带绕颈 1 周，胎盘无异常。生后反应差，肌张力低，呼吸节律异常，予初步复苏、气管插管正压通气，Apgar 评分 1 min 1 分、5 min 5 分、10 min 6 分。脐血气 pH 6.8，BE –21 mmol/L，Glu 10.5 mmol/L。为进一步诊治，转入儿科 NICU 病房。入院诊断：新生儿窒息（重度），新生儿缺氧缺血性脑病，新生儿高血糖症。

体格检查

T 36℃，P 118 次 / 分，R 38 次 / 分，BP 61/47 mmHg，SpO$_2$ 90%。身长 50 cm，体重 3.4 kg，头围 35 cm，胸围 34 cm。足月儿外貌，面色苍白，反应差，四肢肌张力低，无自主活动，口唇颤抖，偶可见四肢阵挛，前囟平软，全身皮肤苍白，CRT 2 s，双侧瞳孔等大，对光反射迟钝。气管插管连接有创呼吸机辅助通气下，可见自主呼吸，双肺呼吸音粗，可闻及散在湿啰音，心音有力，律齐，腹软，肠鸣音正常。病理征（+），踝阵挛阳性。

个人史

出生史：第 2 胎，第 1 产，足月剖宫产，有宫内窘迫，生后有窒息史，Apgar 评分 1 min 1 分、5 min 5 分、10 min 6 分，其母孕期规律产检，产前无发热。

家族史

父母均体健，非近亲结婚，无家族遗传病史。

作为患儿的责任护士，请对患儿进行护理。

入院后，为患儿行视频脑电图监测，显示重度异常（爆发抑制图形，见后文图 3-7），结合患儿病史、临床表现及辅助检查，考虑患儿有亚低温指征，同时评估患儿无亚低温治疗禁忌证，于入院后 2 h 开始亚低温治疗（见后文图 3-8），请予以处理。

情境（二）

持续亚低温治疗下患儿逐渐出现兴奋、肌张力增高、四肢呈屈曲状，伴不自主抖动，床旁视频脑电图监测可见电发作。

作为责任护士，请针对上述情况进行处理。

▼ 模拟设备及物品准备

（一）模拟患者

高仿真模拟人。

（二）初始监护状态

初始状态患儿已接心电监护。T 36℃，P 118 次 / 分，R 38 次 / 分，BP 61/47 mmHg，SpO_2 95%。

（三）模拟药品和液体清单

模拟苯巴比妥注射液，模拟配制好的肠外营养液。

（四）设备 / 物品清单

设备 / 物品名称	设备 / 物品要求	数量	其他要求
新生儿高仿真模拟人	可进行体格检查、心电监护、吸氧、输液等操作	1 个	开放脐静脉、气管插管连接有创呼吸机
抢救车	备有听诊器、喉镜、气管插管、手电筒、检查手套、压舌板、鼻吸氧管、湿化瓶、面罩、球囊、吸痰管等	1 辆	按临床真实要求配置，放置常见抢救设备及抢救药品，配备手消毒液、消毒用品、医疗垃圾桶、生活垃圾桶、利器盒等
治疗车	备有治疗盘、输液器、注射器、止血带、棉签、安尔碘、75% 乙醇、砂轮、敷贴、体温计、胶布、检查手套、血糖仪	1 辆	摆放输液所需物品，配备手消毒液、消毒用品、医疗垃圾桶、生活垃圾桶、利器盒等
注射泵		1 个	
心电监护仪	配新生儿用血压测量袖带和脉搏血氧饱和度探头	1 台	
新生儿抢救辐射台		1 台	
有创呼吸机	配新生儿专用呼吸管路	1 台	
吸氧装置		1 套	
负压装置		1 套	
亚低温治疗仪	配新生儿冰毯、冰帽	1 台	
病历夹		1 个	
病历		1 份	
医嘱单		1 份	
执行单		1 份	
病情观察记录单、亚低温治疗记录单		1 份	
患者信息卡		1 份	
腕带		2 个	戴在患儿左手腕部、左脚踝部
签字笔		2 支	
内线电话或值班手机		1 个	
新生儿脑电检测仪		1 台	

▼ 角色分配及任务

参与者

1. 扮演患儿父亲：已通过标准化角色培训及考核，负责提供患儿病史，与责任护士和医生沟通病情。

2. 扮演儿科医生：已通过标准化角色培训及考核，负责与责任护士沟通病情，开具医嘱单。

▼ 教学设计

（一）模拟前介绍

1. 安全性说明　本次情景模拟，大家要在高仿真模拟人身上进行一系列的护理操作。请大家把模拟患儿当作真实患儿一样看待，并把你们面对的情境当作临床真实状况，需要认真对待。但是也不用害怕，如果处置不当可能会使患儿出现不良的临床结局，但因为是模拟人，这也只是一个模拟环境，因此是非常安全的，不要害怕犯错误。另外，我们会对模拟过程进行录像，目的仅仅在于使观察室的同学可以看到整个模拟的过程以及在讨论需要时回放。我们将遵循保密原则，不会在其他场景下播放该录像，录像不会公开，请大家不要有所顾虑。

2. 病例初始资料　患儿，男，因窒息复苏后 10 min 入院。系第 2 胎第 1 产，胎龄 38 周，因"宫内窘迫"剖宫产娩出。有宫内窘迫，表现为胎心减慢，最低 60 次 / 分，持续 1 h，无胎膜早破，羊水少，脐带绕颈 1 周，胎盘无异常。生后反应差，肌张力低，呼吸节律异常，予初步复苏、气管插管正压通气，Apgar 评分 1 min 1 分、5 min 5 分、10 min 6 分。脐血气 pH 6.8，BE -21 mmol/L，Glu 10.5 mmol/L。为进一步诊治，转入儿科 NICU 病房。入院诊断：新生儿窒息（重度），新生儿缺氧缺血性脑病，新生儿高血糖症。现需要执行医嘱。这是医生的医嘱单，如有需要呼叫医生，请拨打诊室电话 ××××；遇到紧急情况可拨打院内急救团队电话 ××××。

3. 预期目标　在此次模拟训练中，作为儿科护士要对患儿进行有效评估，识别该患儿的主要问题，并遵循医嘱给患儿行亚低温治疗，正确给药并注意观察药物的疗效和不良反应。在此过程中要注意团队成员的相互合作，与患儿家长和医生进行有效沟通。

4. 模拟流程　本次的情景模拟时间控制在 20 min 左右。随后要到另外一个房间，讨论大家刚刚完成的情景模拟，这个过程会持续 40 min 左右。在这个环节可以得到来自同学、老师的反馈。在模拟过程中出现的问题及不确定之处也可以在此环节得到解答。

5. 角色分配及任务　在此次情景模拟中的 2 名学生，其中 1 名为责任护士，另 1 名为辅助护士。患儿父亲和儿科医生各由一位助演扮演，其他学生作为观察者，在另一个房间通过实时录像观察整个情景模拟过程，并填写观察表。

6. 情境与设备　模拟环境为儿科 NICU 病房，患儿现在正躺在新生儿抢救辐射台上。这个患儿是由计算机控制的高仿真模拟人，可以对其进行包括心肺听诊在内的有重点的身体评估，可以连接呼吸机，输液，进行脑电图监测、心电监护、血压及血氧饱和度的监测。病室内的治疗车上有此次模拟过程中可能会用到的一些物品，如医嘱开具的药物、治疗盘等。

介绍完以上内容后，询问学生是否还有其他信息想要了解。然后给学生 5 min 左右时间准备。

（二）模拟剧本

情境（一）			
阶段／生命体征	患儿状态	预期学员行为	线索／提示
状态 1： T 36℃ P 118 次／分 R 38 次／分 BP 61/47 mmHg SpO$_2$ 98%	足月儿外貌，面色苍白，反应差，四肢肌张力低，无自主活动，口唇颤抖，偶可见四肢阵挛，前囟平软，全身皮肤苍白，CRT 2 s，双侧瞳孔等大，对光反射迟钝。连接有创呼吸机辅助通气，行脑电图监测（图 3-7）	自我介绍 核对患儿身份 责任护士接诊转入患儿 评估患儿 连接心电监护，测量并记录生命体征 辅助护士回治疗室准备用物 携用物至床旁执行医嘱：连接输液装置；输注配制好的静脉营养液，向医生汇报病情，领取医嘱单（测量血糖）；遵医嘱为患儿测量血糖、行脑电图监测 注意事项：评估血糖是否正常，并汇报给医生	患儿父亲诉患儿为第 2 胎，第 1 产，足月剖宫产，其母孕期规律产检，孕期无异常，产前无发热。父母均体健，非近亲结婚，无家族遗传病史。患儿生后有窒息史，家长提示患儿肌张力、精神反应等表现是什么，推动护士进行神经系统评估
状态 2： T 36.2℃ P 134 次／分 R 60 次／分 BP 68/42 mmHg SpO$_2$ 84% 视频脑电图监测，显示重度异常（爆发抑制图形）	患儿视频脑电图监测，显示重度异常，爆发抑制图形（图 3-7）	遵医嘱提升呼吸机吸入氧浓度。护士查看监护仪报警显示 SpO$_2$ 下降，视频脑电图监测，显示重度异常，爆发抑制图形，呼叫医生并汇报病情变化，领取医嘱单（亚低温治疗） 遵医嘱为患儿进行亚低温治疗，严密监测生命体征、进行神经系统评估，并记录。同时，进行健康宣教 降温阶段，持续进行肛温监测，2 h 达到目标温度 34℃	患儿父亲表现惊慌，担心此疾病是否会造成远期神经系统预后差，可提示护士进行此疾病的健康教育，安抚患儿父亲 亚低温治疗开始，患儿父亲询问亚低温治疗相关事项，推动护士进行健康宣教
情境（二）			
状态 3： T（肛温）34℃ P 95 次／分 R 45 次／分 BP 63/40 mmHg SpO$_2$ 95%	持续亚低温治疗下患儿逐渐出现兴奋、肌张力增高、四肢呈屈曲状，伴不自主抖动，床旁视频脑电图监测可见电发作	呼叫医生并汇报病情变化，领取医嘱单（苯巴比妥注射液静脉注射） 遵医嘱给患儿静脉注射苯巴比妥注射液 评估	医生可提示护士进行给药后病情监测，推动护士评估用药效果及进一步观察神经系统表现
状态 4： T（肛温）34.5℃ P 112 次／分 R 45 次／分 BP 63/40 mmHg SpO$_2$ 95%	亚低温治疗维持 72 h，患儿脑电图监测轻度异常，有自主活动，有自主呼吸，瞳孔较前缩小，对光反射灵敏	评估记录亚低温治疗时长，判断是否达到治疗时间并告知医生，决策是否结束亚低温治疗，治疗 72 h 后开始给患儿复温，记录复温过程，直至体温恢复正常	事件完成：交代脑电图逐渐由重度异常转为轻度异常，临床未见抽搐发作表现，生命体征平稳

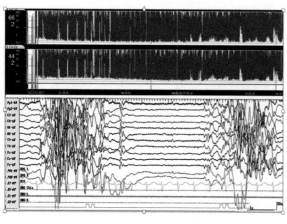

图 3-7　脑电图监测显示的爆发抑制图形

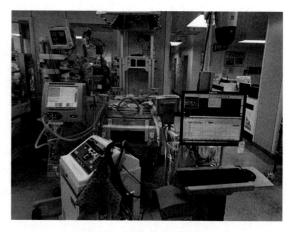

图 3-8　新生儿亚低温治疗

模拟流程如图 3-9 所示。

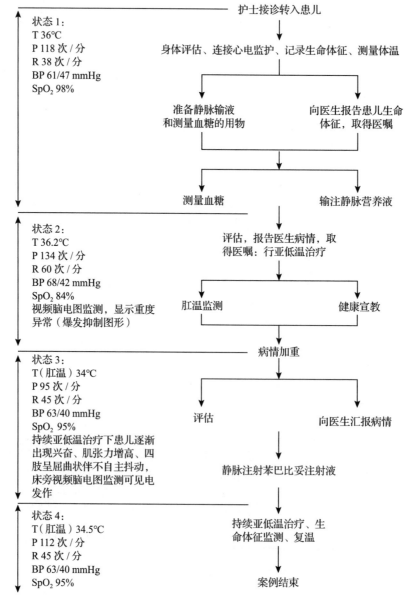

图 3-9　模拟流程图

（三）复盘参考问题

1. 对于刚才的模拟练习，你有什么想法或感受？

2. 可以简单总结一下你刚才护理的患儿以及在模拟练习中发生了什么事情。

3. 你认为刚才的模拟练习中哪些方面做得好？

4. 你觉得刚才的模拟练习中有什么问题是需要改进的？

5. 你认为这个患儿最主要的问题是什么？

6. 作为患儿父亲，你对刚才护士的安抚满意吗？

7. 你对两位护士刚才的分工合作有什么想法？

8. 这个患儿的关键评估和干预措施是什么？

9. 你使用了哪些临床资料和有关检查结果来监测患儿的治疗效果？解释你的想法。

10. 当患儿在持续亚低温治疗下逐渐出现兴奋，肌张力增高，四肢呈屈曲状，伴不自主抖动表现时，你当时考虑可能是什么原因导致的？你是通过什么方法来进行判断的？应该如何处理？

11. 当遵医嘱应用苯巴比妥后，你应该怎么做？

12. 你认为亚低温治疗的适应证是什么？

13. 你认为亚低温治疗的降温和复温阶段需要注意什么？

14. 你认为亚低温治疗结束后还有哪些观察要点？

15. 你能否总结一下，从此次模拟经历中学到了什么？

16. 如果你能再做一次，你会怎样处理这种情况 / 在哪些方面会有所不同？

17. 你将如何把今天所学的应用到临床实践中？

18. 你还有什么内容想要讨论的吗？

▼ 参考资料

[1] 崔焱，张玉侠.儿科护理学.7版.北京：人民卫生出版社，2022.

[2] 中华医学会儿科学分会新生儿学组，中华儿科杂志编辑委员会.亚低温治疗新生儿缺氧缺血性脑病专家共识（2022）.中华儿科杂志，2022，60（10）：983-989.

▼ 教学评估方案

1. 学员模拟教学项目完成度评价表 见表 3-10。

为评价学员模拟教学实施进展和项目完成度，对项目完成情况进行评价。

2. 模拟教学质量评估表 见表 3-11。

为评价该模拟教学的设计质量及教学质量，采用 Jeffries 模拟教学设计量表进行评价。

表 3-10 学员模拟教学项目完成度评价表

以下为该情景模拟教学涉及的考查点，请根据模拟学员的表现在相应的表格进行标注和说明。

项目	很差	较差	一般	较好	很好
	1	2	3	4	5
1. 评估患儿身份、生命体征、神经系统症状与体征					
2. 正确测量血糖					
3. 描述血糖正常范围					
4. 向医生报告血糖数值					

续表

项目	很差	较差	一般	较好	很好
	1	2	3	4	5
5. 正确进行肛温监测					
6. 正确使用亚低温治疗仪					
7. 正确放置冰毯、冰帽					
8. 明确亚低温治疗降温的目标温度					
9. 核对苯巴比妥给药医嘱					
10. 准确抽取苯巴比妥给药剂量					
11. 正确配制苯巴比妥					
12. 消毒留置针接头					
13. 正确静脉输注苯巴比妥					
14. 填写输液单					
15. 针对静脉注射苯巴比妥后的观察要点进行监测、记录					
16. 评估神经系统体征					
17. 正确调节亚低温治疗仪温度					
18. 正确描述复温时长					
19. 向医生报告病情					
20. 严格执行查对制度					
21. 遵守无菌操作原则					
22. 分工合理，工作程序安排得当					
23. 体现人文关怀					
24. 正确书写文书					

表 3-11　模拟教学质量评估表

项目	非常反对	反对	一般	同意	非常同意
	1	2	3	4	5
1. 课前提供足够的信息指导和鼓励我参与					
2. 教学目标明确、清晰					
3. 模拟教学中提供清晰、充足的信息，以帮助我解决问题					
4. 模拟活动时，有足够的信息提供给我					
5. 教学案例提供线索恰当、合适，并能促进理解					
6. 模拟实训中能得到适时的支持和帮助					
7. 我需要帮助时，老师能及时发现					
8. 在模拟教学时我感受到了老师的支持					
9. 在整个学习过程中，我感受到了各方面的支持					
10. 此次模拟教学能提高我解决问题的能力					
11. 我在模拟教学活动中被鼓励去发现解决问题的所有可能方法					

续表

项目	非常反对	反对	一般	同意	非常同意
	1	2	3	4	5
12. 此次模拟教学根据我的知识、技能水平而设计					
13. 模拟教学提供给我机会去优化评估和照护能力					
14. 模拟实训给我机会为患者制定护理目标					
15. 反馈具有结构性和组织性					
16. 模拟教学结束时，反馈及时					
17. 反馈时允许我分析自己的表现					
18. 模拟教学结束后，有机会从老师那里得到反馈，使自己知识水平上升一个层次					
19. 此次模拟教学模仿了真实的环境					
20. 现实生活中的事件、环境及其他变量被应用到模拟教学中					

附件 教学目标相关知识点

1. 新生儿缺氧缺血性脑病的表现

（1）意识障碍：主要表现为不同程度的兴奋与抑制。过度兴奋：易激惹，肢体颤抖，睁眼时间长，凝视等。过度抑制：嗜睡，失去正常的觉醒睡眠周期，大部分时间在睡眠中，饥饿时不会自然醒来，甚至昏迷。

（2）肌张力异常：如增强，常表现为肢体过度屈曲，被动活动阻力增高，下肢往往重于上肢，严重时表现为过伸。肌张力减弱则表现为头竖立差，围巾征肘过中线，腘窝角>90°，甚至四肢松软。

（3）原始反射异常：主要是吸吮、拥抱反射，轻时表现为活跃，重时减弱、消失。

（4）颅内压升高：随脑水肿加重，可表现出前囟张力增高，颅缝分离。严重颅内压升高时常伴呼吸异常和不同形式的惊厥，以微小型、阵挛型多见，可间断发作或频繁发作，脑损伤更重者，可出现持续强直发作。

（5）脑干症状：重度脑病多出现，如中枢性呼吸衰竭、呼吸节律不整、呼吸暂停。瞳孔对光反射迟钝或消失，也可出现眼球震颤等表现。

2. 新生儿缺氧缺血性脑病的护理要点

（1）监测患儿生命体征，注意保暖，必要时给予辐射台或暖箱保暖。连接心电监护，并设定血氧饱和度、心率、呼吸的报警值。细心观察患儿呼吸节律、频率、幅度的变化，维持正常的经皮血氧饱和度为90%~95%，避免低氧血症与氧中毒的发生。注意有无呼吸暂停、呼吸困难，一旦出现异常，及时通知医师。随时巡视，观察并记录患儿生命体征变化，细心观察患儿的精神反应、哭声、肤色，有无青紫等缺氧表现。

（2）注意保护患儿的各种管路，保证管路固定牢固、无松脱，避免出现管路滑脱现象。

（3）注意观察神经系统有无异常，包括意识状态、肌张力、瞳孔大小及对光反射、有无惊厥。

（4）做好皮肤护理，观察皮肤完整性，每2h变动一次体位，评估皮肤情况。

（5）注意观察药物副作用。

3. 新生儿缺氧缺血性脑病的神经系统评估方法及内容　评估方法：观察法和测量法。评估内容：患儿意识状态（清醒、兴奋、抑制、兴奋抑制交替、嗜睡、昏迷）、肌张力（正常或增高，减低或松软）、瞳孔大小及对光反射（灵敏或迟钝或消失）、惊厥（有或无）。

4. 亚低温治疗的适应证、禁忌证

（1）适应证：

1）出生胎龄 ≥ 35 周和出生体重 ≥ 2000 g。

2）胎儿或复苏成功后的新生儿出现缺氧缺血证据，满足以下 4 项中的任意 1 项：①有胎儿宫内窘迫的证据，如子宫和（或）胎盘破裂、胎盘早剥、脐带脱垂或严重胎心异常变异或晚期减速；②5 分钟 Apgar 评分 ≤ 5 分；③脐血或生后 1 h 内动脉（不能获得动脉血标本时，可用毛细血管血或静脉血代替）血气分析 pH ≤ 7.10，或碱剩余 ≥ -12 mmol/L；④出生后需正压通气 > 10 min。

3）神经功能评估提示存在中度以上的新生儿缺氧缺血性脑病。

（2）禁忌证：基于目前的临床实践和亚低温治疗安全性，亚低温治疗存在的相对禁忌证包括：①存在严重的先天性畸形；②颅脑创伤或中、重度颅内出血；③全身性先天性病毒或细菌感染；④临床有自发性出血倾向或血小板计数 < 50 × 10^9/L。

5. 亚低温治疗的护理要点

（1）降温阶段降温速度不宜过快。

（2）达到目标温度后，进入维持阶段，每小时检查体温传感器是否固定良好。

（3）严格控制温度，避免出现体温过低或降温不到位，以免影响治疗效果。

（4）降温过快或复温过快均容易引起并发症的发生，如凝血功能障碍、低血容量休克、硬肿等。

（5）密切观察患儿前囟、瞳孔、肌张力、意识状态等，记录 24 h 出入量，每小时记录生命体征。如突然出现发热、烦躁、心率加快、皮肤苍白或花斑、血压下降等异常情况，应及时通知医生并处理。另外，对于抽搐明显的患儿，遵医嘱及时给予镇静剂。

（6）严密观察病情，预防并发症：全身亚低温干预会影响所有器官系统，其中对心血管系统的影响最为常见，潜在的不良影响包括心律不齐、低血压及肺动脉高压、呼吸抑制、血糖异常、血小板减少、血液黏滞。另外，因降温过快引起的肺出血也是亚低温治疗期间常见的并发症。

医嘱单

第四章　儿童系统疾病护理

第一节　癫痫的护理

▼ **案例题目**

癫痫的护理。

▼ **授课对象**

护理本科三年级（四年制）学生。

▼ **教学地点**

模拟实训室。

▼ **教学团队**

导师 1 人，参与者 2 人，模拟工程师 2 人。

▼ **时间分配**

场景布置 30 min，模拟前介绍 5 min，情境运行 20 min，复盘 40 min，场景复原 10 min。

▼ **教学目标**

（一）知识目标

1. 正确描述癫痫发作的临床表现及分类。

2. 知晓常用镇静药物（地西泮）的规格、给药途径、适应证、不良反应及注意事项。

（二）能力目标

1. 能正确判断患儿的护理问题及优先级别。

2. 能合理安排护理工作的流程。

3. 能正确完成患儿生命体征的评估。

4. 能正确掌握保持呼吸道通畅的方法。

5. 根据缺氧情况选择适宜的给氧方式。

6. 能正确进行鼻导管吸氧、静脉给药。

7. 能正确实施癫痫发作时的安全护理。

（三）素养目标

1. 建立良好的护患关系，具有人文关怀素质。

2. 具有与患儿、家长良好的沟通能力。

3. 具有团队合作能力。

▼ 模拟前学员应具备的知识和技能

（一）知识

1. 癫痫的临床表现、辅助检查和治疗要点。

2. 常用镇静药物（地西泮）的用药护理及注意事项。

3. 癫痫患儿发作的护理。

（二）技能

1. 鼻吸氧管吸氧技术、静脉给药的正确操作方法。

2. 基础生命体征评估方法。

3. 实施脉搏血氧饱和度监测。

4. 沟通交流技巧。

▼ 初始病例资料

基本信息

姓名：刘某某　　　　　　　民族：汉族

性别：男　　　　　　　　　年龄：5 岁

身高：112 cm　　　　　　　体重：20 kg

主诉：癫痫发作 6 个月余。

现病史

患儿，男，5 岁。因癫痫发作 6 个月余收入院。患儿 6 个月前无明显诱因出现抽搐发作，表现为呼之不应、双眼凝视、口唇青紫、双上肢屈曲，伴节律性抖动，持续 3 min 自行缓解。6 个月内共抽搐 3 次，表现形式同前。5 个月前被诊断为"癫痫"，开始口服丙戊酸钠治疗，但仍有发作。目前口服丙戊酸钠 6 ml q12 h（每 12 小时服药一次）。为求进一步诊治，以"癫痫，全面强直 - 阵挛发作"收入院。

体格检查

T 36.6℃，P 102 次 / 分，R 26 次 / 分，BP 106/68 mmHg。身高 112 cm，体重 20 kg，神志清，查体合作，精神可，自主体位，步入病房，步态正常，无鼻翼扇动，口唇无发绀，咽无充血。全身皮肤、黏膜无黄染、苍白、发绀、出血点、水肿。全身浅表淋巴结未触及肿大。头颅无畸形，双眼睑无水肿，眼球无突出及震颤，结膜无苍白、充血、出血或水肿，巩膜无黄染，双侧瞳孔等大、等圆，对光反射灵敏。双肺未闻及明显干、湿啰音及胸膜摩擦音，心律齐，腹平软，肝肋下 1 cm，神经系统检查未见异常。脊柱活动度可，无畸形，四肢无畸形。

个人史

1. 出生史：第 1 胎，第 1 产，足月顺产，出生时 Apgar 评分 10 分，其母孕期无异常。

2. 喂养史：母乳喂养至 6 个月改为配方奶喂养，生后开始服用维生素 D 制剂，每天 400 IU，6 个月开始添加辅食。

3. 生长发育史：2 个月会抬头，5 个月开始出牙，6 个月会坐，9 个月会爬，1 周岁会走，现生长发育同正常同龄儿。

4. 预防接种史：按时进行计划免疫接种。

家族史

父母均体健，非近亲结婚，无家族遗传病史。

生活史

患儿日常照顾者为母亲，平时户外活动每日约 1 h，每日睡眠时间约 9 h，白天小睡 1 次，平时排便每日 1 次。家庭经济状况及居住环境均良好。

既往史

无住院史、手术史，无药物及食物过敏史。

患儿突然发生抽搐发作，表现为双眼凝视，四肢抖动，口唇发绀，意识丧失。P 118 次 / 分，R 30 次 / 分。

作为患儿的责任护士，请对患儿进行护理。

▼ 模拟设备及物品准备

（一）模拟患者

高仿真模拟人。

（二）初始监护状态

初始状态患儿未接监护。P 118 次 / 分，R 30 次 / 分，患儿发生抽搐发作，表现为双眼凝视，四肢抖动，口唇发绀，意识丧失。

（三）模拟药品和液体清单

模拟地西泮，模拟生理盐水。

（四）设备 / 物品清单

设备 / 物品名称	设备 / 物品要求	数量	其他要求
儿童高仿真模拟人	可进行体格检查、心电监护、吸氧、输液等操作	1 个	右手留置针开放静脉
抢救车	备有听诊器、血压计、手电筒、检查手套、压舌板、鼻吸氧管、湿化瓶、面罩、球囊、除颤仪、吸痰管等	1 辆	按临床真实要求配置，放置常见抢救设备及抢救药品，配备手消毒液、消毒用品、医疗垃圾桶、生活垃圾桶、利器盒等
治疗车	备有输液器、注射器、针头、止血带、棉签、安尔碘、75% 乙醇、敷贴	1 辆	摆放输液所需物品，配备手消毒液、消毒用品、医疗垃圾桶、生活垃圾桶、利器盒等
输液架	无特殊	1 个	
心电监护仪	配儿童用血压测量袖带和脉搏血氧饱和度探头	1 台	
输液泵	无特殊	1 台	

续表

设备 / 物品名称	设备 / 物品要求	数量	其他要求
吸氧装置		1 套	
病床	可固定，安全稳固，配备输液架	1 张	
病历夹		1 个	
病历		1 份	
医嘱单		1 份	
执行单		1 份	
病情观察记录单		1 份	
患者信息卡		1 份	
腕带		1 个	戴在患儿左手腕部
签字笔		2 支	
内线电话或值班手机		1 个	

▼ 角色分配及任务

参与者

1. 扮演患儿母亲：已通过标准化角色培训及考核，负责提供患儿病史，与责任护士和医生沟通病情。

2. 扮演儿科医生：已通过标准化角色培训及考核，负责与责任护士沟通病情，开具医嘱单。

▼ 教学设计

（一）模拟前介绍

1. 安全性说明　该案例利用高级仿真模拟儿童来展现一位 5 岁癫痫患儿病情的突然变化。在本次模拟训练中要练习一系列的护理操作，要在心理上接纳这个案例情节，并且像看待真实患儿一样看待模拟患儿。癫痫患儿的病情严重程度变化快，临床问题突出，发作期需要临床护理人员密切观察病情，随时根据病情变化做出判断，以便更好地护理患儿。但是也不要害怕，即便由于处置不当导致患儿出现不良的临床结局也没有关系，毕竟这只是一个模拟环境，这个环境是非常安全的，因此不要害怕犯错误。另外，我们会对模拟过程进行录像，目的仅仅在于使观察室的同学可以看到整个模拟的过程以及在讨论需要时回放，我们将遵循保密原则，不会在其他场景下播放该录像，请大家不要有所顾虑。

2. 病例初始资料　患儿，男，5 岁，因癫痫发作 6 个月余收入院。患儿 6 个月前无明显诱因出现抽搐发作，表现为呼之不应、双眼凝视、口唇青紫、双上肢屈曲，伴节律性抖动，持续 3 min 自行缓解。6 个月内共抽搐 3 次，表现形式同前。5 个月前被诊断为"癫痫"，开始口服丙戊酸钠治疗，但仍有发作。目前口服丙戊酸钠 6 ml q12 h（每 12 h 服药一次）。为求进一步诊治，以"癫痫，全面强直 - 阵挛发作"收入我科。你是患儿的责任护士。患儿母亲惊慌呼叫，诉患儿发生抽搐发作，表现为双眼凝视、四肢抖动，口唇发绀，意识丧失。请根据突发情况做出正确处理。

3. 预期目标　通过本次模拟训练，主要想了解你们对癫痫发作患儿护理要点的掌握、与医生的治疗性沟通、对患儿的关怀及与其家长的沟通能力，以及运用评判性思维和护理专业知识做出恰当的临床判断等能力。

4. 模拟流程　本次的情景模拟时间控制在 20 min 左右。随后要到另外一个房间，讨论大家刚刚完成的情景模拟，这个过程会持续 40 min 左右。在这个环节可以得到来自同学、老师的反馈。在模拟过程中出现的问题及不确定之处也可以在此环节得到解答。

5. 角色分配及任务　在这次情景模拟中的 2 名学生，其中 1 名为责任护士，另 1 名为辅助护士，患儿母亲和儿科医生各由一位助演扮演，其他学生作为观察者，在另一个房间通过实时录像观察整个情景模拟的过程，并填写观察表。

6. 情境与设备　模拟环境为儿科病房，患儿现在正躺在病床上。这个患儿是由计算机控制的高仿真模拟人，可以对其进行包括心肺听诊在内的有重点的身体评估，可以给氧、输液、雾化、口服给药，进行心电、血压及血氧饱和度的监测。病室内的治疗车上有此次模拟过程中可能会用到的一些物品，如医嘱开具的药物、治疗盘等。

介绍完以上内容后，询问学生是否有其他信息想要了解。然后给学生 5 min 左右时间准备。

（二）模拟剧本

情境			
阶段 / 生命体征	患儿状态	预期学员行为	线索 / 提示
状态 1： P 118 次 / 分 R 30 次 / 分	患儿出现抽搐发作，表现为双眼凝视、四肢抖动，口唇发绀，意识丧失（见二维码视频） 视频：癫痫抽搐发作	责任护士评估患儿 记录生命体征 按下呼叫器呼叫值班医生 协助家长将患儿置于病床上平躺，拉好对侧床挡 同时将头偏向一侧，解开领口，保持呼吸道通畅 密切观察患儿发作形式及记录发作时间 辅助护士回治疗室准备用物	患儿母亲惊慌呼叫，诉患儿发生抽搐发作，可推动护士正确摆放患儿体位、畅通气道并观察患儿发作形式及记录发作时间
状态 2	患儿抽搐发作 30 s 后，抽搐幅度较大，抽搐肢体撞击两侧床挡	责任护士告知家长不要强行按压抽搐肢体，并注意防止外伤	患儿抽搐幅度较大，患儿母亲说："孩子现在抽得这么厉害，会不会受伤呀？应该怎么办啊？"可推动护士实施正确的癫痫发作时的护理，注意对患儿的安全防护，防止意外伤害。如护士未能及时处理，家长可说："护士，能拿被子遮挡一下床挡吗？"加以提醒
状态 3	患儿抽搐 1 min，发作未缓解，口唇青紫	责任护士观察患儿有无缺氧的症状，检查患儿口中是否有分泌物 责任护士向医生正确汇报病情 辅助护士携用物至病房，责任护士执行医嘱：连接吸氧装置，并立即给予鼻导管吸氧 1 L/min 健康教育：用氧安全	患儿口唇青紫。护士如未能检查患儿呼吸道分泌物，家长诉："护士，刚刚喂过她零食，不会堵着了吗？"加以提醒

续表

阶段/生命体征	患儿状态	预期学员行为	线索/提示
状态4: P 110次/分 R 38次/分 BP 116/80 mmHg SpO₂ 90%	患儿抽搐发作5 min后,抽搐不缓解,口唇颜色发绀、四肢躁动加剧	遵医嘱缓慢静脉推注地西泮,遵医嘱给予心电监护 密切观察患儿发作形式及记录抽搐缓解时间 健康教育:镇静剂的不良反应	患儿母亲询问疾病严重性及接下来的监护,推动护士进行疾病及用药的健康教育
状态5: P 100次/分 R 24次/分 BP 115/70 mmHg SpO₂ 98%	患儿抽搐缓解,安静入睡	再次评估 监测生命体征 安抚家长情绪,心理护理,送检相关检查	患儿家长紧张、焦虑,提示护士安抚家长情绪,指导家长正确处理抽搐发作的方法

模拟流程如图4-1所示。

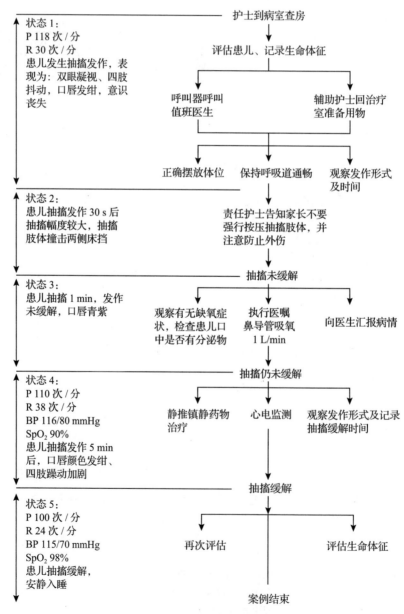

图4-1 模拟流程图

（三）复盘参考问题

1. 在刚刚完成的模拟中，你的感觉如何？

2. 请简要总结一下该案例中的患儿发生的问题以及在模拟中发生的事情。

3. 你对刚才两位护士的处理及病情解释满意吗？

4. 你对两位护士刚才的分工合作有什么想法？

5. 你认为这个患儿最主要的问题是什么？

6. 这个患儿的关键评估和干预措施是什么？

7. 当患儿母亲在患儿发作时表现出惊慌呼叫时，你是怎么思考的？

8. 当患儿母亲提出患儿抽搐幅度大，有可能受伤时，你有什么想法？

9. 患儿抽搐发作时，家长表示刚刚喂过孩子零食，你是如何考虑的？

10. 当患儿抽搐发作时出现口周发绀，你觉得自己可以做什么？

11. 当为患儿进行氧气吸入时，你应该进行什么内容的指导？

12. 当为患儿推注镇静剂后，你应该进行什么内容的用药指导？

13. 抽搐发作缓解后，你应该对患儿及家长进行哪些发作期正确处理的内容指导？

14. 你如何与患儿母亲沟通？你认为在与患儿母亲沟通中有什么问题吗？

15. 护理癫痫发作的患儿时你有什么感受？是否感到有压力？压力来源于什么？

16. 请简单总结今天的模拟。

17. 如果你能再做一次，你会怎样处理这种情况？在哪些方面会有所不同？

18. 你将如何把今天所学的知识应用到临床实践中？

19. 你还有什么内容想要讨论的吗？

▼ **参考资料**

[1] 崔焱，张玉侠. 儿科护理学. 7版. 北京：人民卫生出版社，2022.

[2] Pamela R.Jeffries. 护理模拟教育——从概念到评价. 尚少梅，译. 北京：北京大学医学出版社，2022.

[3] 洪震，姜玉武. 临床诊疗指南 癫痫病分册（2023修订版）. 北京：人民卫生出版社，2023.

▼ **教学评估方案**

1. 学员模拟教学项目完成度评价表 见表4-1。

为评价学员模拟教学实施进展和项目完成度，对项目完成情况进行评价。

表 4-1 学员模拟教学项目完成度评价表

以下为该情景模拟教学涉及的考查点，请根据模拟学员的表现在相应的表格进行标注和说明。

项目	很差	较差	一般	较好	很好
	1	2	3	4	5
1. 评估患儿身份、生命体征					
2. 发作时患儿体位的摆放					
3. 发作时快速畅通气道					
4. 发作时避免外伤					
5. 观察发作形式，同时记录发作时间					
6. 针对发作进行健康教育					

续表

项目	很差	较差	一般	较好	很好
	1	2	3	4	5
7. 向医生报告患儿发作的形式及时长					
8. 执行抢救医嘱					
9. 核对医嘱,正确进行鼻导管氧气吸入					
10. 氧气吸入时正确进行健康教育					
11. 核对医嘱,正确配制地西泮药液					
12. 消毒留置针接头					
13. 正确静脉推注药物					
14. 针对推注镇静剂后的注意事项进行健康教育					
15. 填写输液单					
16. 严格执行查对制度					
17. 遵守无菌操作原则					
18. 分工合理,工作程序安排得当					
19. 体现人文关怀					
20. 正确书写文书					

2. 模拟教学质量评估表　见表 4-2。

为评价该模拟教学的设计质量及教学质量,采用 Jeffries 模拟教学设计量表进行评价。

表 4-2　模拟教学质量评估表

项目	非常反对	反对	一般	同意	非常同意
	1	2	3	4	5
1. 课前提供足够的信息指导和鼓励我参与					
2. 教学目标明确、清晰					
3. 模拟教学中提供清晰、充足的信息,以帮助我解决问题					
4. 模拟活动时,有足够的信息提供给我					
5. 教学案例提供线索恰当、合适,并能促进理解					
6. 模拟实训中能得到适时的支持和帮助					
7. 我需要帮助时,老师能及时发现					
8. 在模拟教学时我感受到了老师的支持					
9. 在整个学习过程中,我感受到了各方面的支持					
10. 此次模拟教学能提高我解决问题的能力					
11. 我在模拟教学活动中被鼓励去发现解决问题的所有可能方法					
12. 此次模拟教学根据我的知识、技能水平而设计					
13. 模拟教学提供给我机会去优化评估和照护能力					
14. 模拟实训给我机会为患者制定护理目标					
15. 反馈具有结构性和组织性					

续表

项目	非常反对	反对	一般	同意	非常同意
	1	2	3	4	5
16. 模拟教学结束时，反馈及时					
17. 反馈时允许我分析自己的表现					
18. 模拟教学结束后，有机会从老师那里得到反馈，使自己的知识水平上升一个层次					
19. 此次模拟教学模仿了真实的环境					
20. 现实生活中的事件、环境及其他变量被应用到模拟教学中					

附件　教学目标相关知识点

1. 癫痫发作的临床表现及分类　癫痫发作的临床表现取决于同步化放电的癫痫灶神经元所在的脑部位和痫样放电的扩散途径，分为全面性发作、局灶性发作和起源不明的发作。

（1）全面性发作：发作起源于双侧大脑半球，每次发作起源位置均不固定，发作可不对称。

（2）局灶性发作：发作起源于一侧大脑半球内，呈局限性，可以继发累及对侧半球。

（3）起源不明的发作。

2. 癫痫发作的安全防护　癫痫发作时勿强行按压患儿肢体，以免引起骨折或脱臼。注意保护患儿肢体，防止抽搐时碰撞造成皮肤破损、骨折或脱臼、坠床。移开患儿周围可能导致受伤的物品，拉好床挡，可用被褥包裹床挡，以免出现磕碰伤，同时专人守护。意识恢复后仍要加强保护措施，以防因身体衰弱或使用镇静药物后发生意外事故。

3. 保持呼吸道通畅的方法　发作时应立即使患儿平卧，头偏向一侧，松解衣领，有舌后坠者可用舌钳将舌拉出，防止窒息；观察患儿口中是否有分泌物，可在患儿上、下臼齿之间放置牙垫或用厚纱布包裹的压舌板，防止舌被咬伤及舌后坠阻塞呼吸道。牙关紧闭时，不应强行撬开。清理口腔分泌物，必要时吸痰。观察患儿有无发绀，必要时给予低流量吸氧。

4. 常用镇静药物（地西泮）

（1）地西泮注射剂 2 mg/2 ml，静脉注射 0.15 ~ 0.2 mg/kg（最大 10 mg）。适应证：用于抗癫痫和抗惊厥。不良反应：呼吸抑制，低血压，嗜睡，头晕，乏力等。

（2）地西泮的配制：0.9% 氯化钠注射液 8 ml+ 地西泮 10 mg，配制成 1 mg/ml，缓慢静脉推注，时间大于 2 min，同时观察患儿呼吸情况。

L4-2u

医嘱单

第二节 轮状病毒肠炎的护理

▼ 案例题目

轮状病毒肠炎的护理。

▼ 授课对象

护理本科三年级（四年制）学生。

▼ 教学地点

模拟实训室。

▼ 教学团队

导师 1 人，参与者 2 人，模拟工程师 2 人。

▼ 时间分配

场景布置 30 min，模拟前介绍 5 min，情境运行 15 min，复盘 30 min，场景复原 10 min。

▼ 教学目标

（一）知识目标

1. 正确描述轮状病毒肠炎的临床表现。

2. 正确描述低钾血症的临床表现。

3. 正确描述臀红的分级。

4. 正确描述静脉补液的注意事项。

（二）能力目标

1. 能正确判断患儿的护理问题及优先级别。

2. 能合理安排护理工作的流程。

3. 能正确进行脱水的评估。

4. 能正确对低钾血症患儿进行急救处理。

5. 能正确进行静脉给药。

6. 能正确进行臀红的护理。

7. 能指导患儿家长正确记录患儿出入量。

8. 能正确对患儿家长进行健康教育。

（三）素养目标

1. 建立良好的护患关系，具有人文关怀素质。

2. 具有与患儿、家长良好的沟通能力。

3. 具有团队合作能力。

▼ 模拟前学员应具备的知识和技能

（一）知识

1. 轮状病毒肠炎的病理生理和临床表现。
2. 轮状病毒肠炎的诊断标准。
3. 低钾血症患儿的临床表现。
4. 脱水的评估方法。
5. 液体疗法及注意事项。
6. 轮状病毒肠炎患儿的护理。

（二）技能

1. 静脉输液的正确操作方法。
2. 基础的心肺评估方法。
3. 臀红的观察及处理。
4. 治疗性沟通能力。

▼ 初始病例资料

情境（一）

基本信息

姓名：李某某　　　　　　民族：汉族

性别：女　　　　　　　　年龄：4 岁

身高：104 cm　　　　　　体重：15 kg

主诉：呕吐伴腹泻 4 天。

现病史

患儿，女，4 岁。因呕吐伴腹泻 4 天收治入院。患儿 5 天前因接触肠道病毒并感染后出现蛋花汤样粪便（图 4-2），伴呕吐，未予处理，4 天前出现腹泻次数增多，每日 8～10 次，并伴有呕吐，每日 3～4 次，为非喷射性呕吐，呕吐物为胃内容物。家长自行为其口服蒙脱石散未见好转，今日晨起未排尿，且肛周黏膜发红伴少量皮疹，6 h 内无尿。患儿今天上午到儿科门诊就诊，经测体重 15 kg，较前下降 1 kg。轮状病毒抗原（＋）。以"轮状病毒肠炎"收入院。患儿自发病以来，精神萎靡，食欲欠佳。

体格检查

T 37.8℃，P 110 次／分，R 34 次／分，BP 88/58 mmHg，体重 15 kg。精神萎靡，烦躁不安，皮肤干燥，弹性差，且肛周黏膜发红伴少量皮疹（图 4-3），眼窝及前囟凹陷，口唇樱桃红色，心率 110 次／分，律齐，腹部稍凹陷、柔软，肠鸣音亢进，四肢末梢凉。

个人史

1. 出生史：第 1 胎，第 1 产，足月顺产，出生时 Apgar 评分 10 分，其母孕期无异常。

2. 喂养史：母乳喂养至 6 个月断奶，改为配方乳，生后开始服用维生素 D 制剂，每日 400 IU，6 个月开始添加辅食。

3. 生长发育史：6 个月开始出牙，目前共出 20 颗牙。2 个月会抬头，6 个月会坐，9 个月会爬，1 周岁会走，现生长发育同正常同龄儿。

4. 预防接种史：按时进行计划免疫接种。

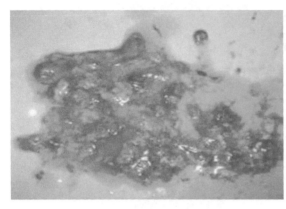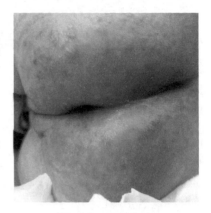

图 4-2　轮状病毒肠炎患儿粪便　　　　　图 4-3　臀红皮疹

家族史

父母均体健，非近亲结婚，无家族遗传病史。

生活史

患儿日常照顾者为母亲，平时户外活动每日约 2 h，每日睡眠时间约 10 h，白天小睡 1 次，平时排便每日 1 次。家庭经济状况及居住环境均较好。

既往史

患过 2 次上呼吸道感染，无住院史、手术史，无药物及食物过敏史。

作为患儿的责任护士，晨交班后，请对患儿进行护理。

情境（二）

3 h 后，患儿家长呼叫护士，患儿精神反应差，生化结果回报，血钾 3.05 mmol/L。T 37℃，P 130 次 / 分，R 30 次 / 分，BP 88/58 mmHg，SpO₂ 96%。

作为责任护士，请针对上述情况进行处理。

▼ 模拟设备及物品准备

（一）模拟患者

高仿真模拟人。

（二）初始监护状态

初始状态患儿已接心电监护。T 37.8℃，P 110 次 / 分，R 34 次 / 分，BP 88/58 mmHg，SpO₂ 96%。蛋花汤样便；精神萎靡，烦躁不安；皮肤干燥、弹性差，眼窝及前囟凹陷；哭时泪少，口唇呈樱桃红色；腹部稍凹陷、柔软，肠鸣音亢进；四肢末梢凉。

（三）模拟药品和液体清单

模拟 0.9% 氯化钠 + 模拟 5% 葡萄糖，模拟 0.9% 氯化钠 + 模拟 5% 葡萄糖 + 模拟 15% 氯化钾，模拟蒙脱石散，模拟双歧杆菌三联活菌散。

（四）设备／物品清单

设备／物品名称	设备／物品要求	数量	其他要求
儿童高仿真模拟人	可进行体格检查、心电监护、吸氧、输液等操作	1个	右臂静脉留置针开放静脉
抢救车	备有听诊器、血压计、手电筒、检查手套、压舌板、氧管、鼻吸氧管、湿化瓶、面罩、球囊、除颤仪、吸痰管等	1辆	按临床真实要求配置，放置常见抢救设备及抢救药品，配备手消毒液、消毒用品、医疗垃圾桶、生活垃圾桶、利器盒等
治疗车	备有输液器、注射器、针头、止血带、棉签、安尔碘、75%乙醇、砂轮、敷贴、体温计、小药杯	1辆	摆放输液所需物品，配备手消毒液、消毒用品、医疗垃圾桶、生活垃圾桶、利器盒等
输液架	无特殊	1个	
输液泵		1个	
心电监护仪	配儿童用血压测量袖带和脉搏血氧饱和度探头	1台	
病床	可固定，安全稳固，配备输液架	1张	
病历夹		1个	
听诊器		1个	
病历		1份	
医嘱单		1份	
执行单		1份	
病情观察记录单	能够记录患儿出入量变化	1份	
患者信息卡		1份	
腕带		1个	戴在患儿左手腕部
签字笔		2支	
内线电话或值班手机		1个	
物理降温用物	温水、水盆、毛巾等	1套	

▼ 角色分配及任务

参与者

1. 扮演患儿家长：已通过标准化角色培训及考核，负责提供患儿病史，与责任护士和医生沟通病情。

2. 扮演儿科医生：已通过标准化角色培训及考核，负责与责任护士沟通病情，开具医嘱单。

▼ 教学设计

（一）模拟前介绍

1. 安全性说明　在此次模拟训练过程中，要对患儿进行一系列的护理操作。虽然是模拟人以及模拟的环境，但请大家在心理上接纳这是一个真实的临床案例，并且要像看待真实患儿一样看待模拟患儿。但是，请大家不要害怕，即便由于处置不当导致患儿出现不良的临床结局也没有关系，这是一个模拟环境，很安全，因此不要担心犯错误。同时，我们会对模拟过程进行录像，目的仅仅是为了在观察室的同学可以看到整个模拟的过程以及在讨论需要时进行回放，一切本着保密原则，不会在其他场景下播放该录像。

2. 病例初始资料　患儿，女，4 岁。因呕吐伴腹泻 4 天收治入院。患儿 5 天前因接触肠道病毒并感染后出现蛋花汤样粪便伴呕吐，未予处理，4 天前出现腹泻次数增多，每日 8 ~ 10 次，并伴有呕吐，每日 3 ~ 4 次，为非喷射性呕吐，呕吐物为胃内容物。家长自行为其口服蒙脱石散未见好转，今日晨起未排尿，且肛周黏膜发红伴少量皮疹，6 h 内无尿。患儿今天上午到儿科门诊就诊，经测体重 15 kg，较前下降 1 kg。轮状病毒抗原（+）。以"轮状病毒肠炎"收入院。现在需要执行医嘱，这是医生的医嘱单，如有需要呼叫医生，请拨打医生办公室电话××××；遇到紧急情况可拨打院内急救团队电话××××。

3. 预期目标　在此次模拟训练中，作为儿科护士要对患儿进行有效的评估，识别该患儿的主要问题，对患儿进行护理，遵循医嘱正确给药，并注意观察药物的疗效和不良反应。在此过程中要注意团队成员间的相互合作，以及与患儿、家长和医生的有效沟通。

4. 模拟流程　本次的情景模拟时间控制在 15 min 左右。随后要到另外一个房间讨论大家刚刚完成的情景模拟，这个过程会持续 30 min 左右，在这个环节可以得到来自同学、老师的反馈。在模拟过程中出现的问题及不确定之处也可以在此环节得到解答。

5. 角色分配及任务　在这次情景模拟中的 2 名学生，其中 1 名为责任护士，另 1 名为辅助护士，患儿家长和儿科医生各由一位助演扮演，其他学生作为观察者，在另一个房间通过实时录像观察整个情景模拟的过程，并填写观察表。

6. 情境与设备　模拟环境为儿科病房，患儿现在正躺在病床上。这个患儿是由计算机控制的高仿真模拟人，可以对其进行包括心肺听诊在内的有重点的身体评估，可以输液、口服给药，进行心电、血压及血氧饱和度的监测。病室内的治疗车上有此次模拟过程中可能会用到的一些物品，如医嘱开具的药物、治疗盘等。

介绍完以上内容后，询问学生是否还有其他信息想要了解。然后给学生 5 min 左右时间准备。

（二）模拟剧本

情境（一）			
阶段 / 生命体征	患儿状态	预期学员行为	线索 / 提示
状态 1： T 37.8℃ P 110 次 / 分 R 34 次 / 分 BP 88/58 mmHg SpO$_2$ 96%	呕吐 4 次，腹泻蛋花汤样粪便 7 次（图 4-2），6 h 内无尿，发热，精神萎靡，哭时泪少，眼窝凹陷	自我介绍 核对患儿身份 责任护士评估患儿生命体征及脱水情况，询问腹泻情况，核实排尿情况，记录并向医生汇报病情 辅助护士回治疗室，准备心电监护仪 责任护士连接心电监护仪 辅助护士协助患儿家长进行温水擦浴，物理降温 责任护士领取医嘱单（静脉补液：0.9% 氯化钠 +5% 葡萄糖；口服：蒙脱石散、双歧杆菌三联活菌散） 遵医嘱给患儿静脉输液、发放口服药（喂药到口）、记录患儿出入量情况 健康教育：物理降温注意事项，静脉补液的注意事项，蒙脱石散、双歧杆菌三联活菌散给药注意事项	患儿家长诉患儿腹泻、呕吐，表现出焦急情绪，可推动护士询问排便情况并向医生报告；患儿家长诉患儿周身发热，表现出焦虑情绪，可推动护士给予患儿监测体温；患儿家长诉患儿呕吐明显，因拒绝吃药着急，推动护士提供给药指导，协助患儿家长喂药到口 患儿家长询问补液观察点及注意事项，推动护士进行健康教育

续表

阶段 / 生命体征	患儿状态	预期学员行为	线索 / 提示
状态 2： T 37.5℃ P 130 次 / 分 R 30 次 / 分 BP 88/58 mmHg SpO$_2$ 98%	排便后哭闹 肛周发红，有少量皮疹（见图 4-3）	评估，查看患儿腹部及肛周情况，向医生汇报病情，领取医嘱单（5% 鞣酸软膏涂臀） 健康教育：肛周皮肤的保护及鞣酸软膏涂臀注意事项	家长可提示患儿今日排便时哭闹明显，以推动案例演进
情境（二）			
状态 3： T 37℃ P 130 次 / 分 R 30 次 / 分 BP 88/58 mmHg SpO$_2$ 96%	精神萎靡，腹胀，补液后排尿一次，血钾 3.05 mmol/L	初步评估、查看患儿，观察患儿腹部体征 听诊心肺部 评估监护仪数据 呼叫医生并汇报病情变化，领取医嘱单（静脉补液） 健康教育：补钾注意事项 心理护理 评估精神反应、心率数值、尿量情况	患儿家长表现惊慌，可提示护士求助医生推进情境进展 患儿家长询问疾病严重性及化验值的意义，推动护士进行低钾血症观察的健康教育
状态 4： T 37℃ P 110 次 / 分 R 24 次 / 分 BP 95/54 mmHg SpO$_2$ 97%		再次评估患儿生命体征以及排尿、排便情况	事件完成：交代出入量记录情况

（三）复盘参考问题

1. 对于此次模拟过程，你的感受是什么？

2. 请描述一下这个患儿的问题以及在模拟中发生的事情。

3. 你觉得这个患儿最主要的问题是什么？

4. 你对刚才两位护士的处理满意吗？

5. 大家对两位护士刚才的分工合作有什么想法？

6. 对这个患儿的关键评估和干预措施是什么？

7. 当患儿家长表现出对患儿腹泻、呕吐的担忧时，你有什么想法？

8. 当患儿家长诉说患儿呕吐明显，针对医嘱中的口服蒙脱石散、双歧杆菌三联活菌散，你是如何考虑的？你觉得应该嘱咐患儿家长做什么准备？

9. 当为患儿进行静脉补液时，你应该进行什么内容的指导？

10. 当患儿家长表示患儿不愿意口服用药时，你是怎么考虑的？

11. 当患儿家长表示患儿出现排便后哭闹时，你有什么想法？

12. 你使用了哪些临床资料和有关检查结果来监测患儿的治疗效果？解释你的想法。

13. 你如何与患儿家长沟通？你认为在与患儿家长沟通中有什么问题？

14. 当患儿突然出现精神萎靡、生化提示血钾偏低时，你当时考虑可能是什么原因导致的？你是通过什么方法来进行判断的？你应该如何处理？

15. 当遵医嘱应用静脉补钾液体时，你应该怎么做？

16. 你能否总结一下，从此次模拟经历中学到了什么？

17. 如果再遇到类似的病例，你会怎样处理这种情况/在哪些方面会有所不同？

18. 你将如何把今天所学的应用到临床实践中？

19. 你还有什么需要讨论的吗？

模拟流程如图 4-4 所示。

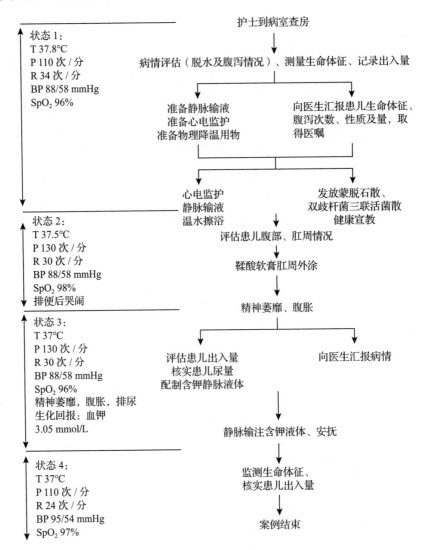

图 4-4　模拟流程图

▼ 参考资料

崔焱，张玉侠.儿科护理学.7版.北京：人民卫生出版社，2022.

▼ 教学评估方案

1. 学员模拟教学项目完成度评价表　见表 4-3。

为评价学员模拟教学实施进展和项目完成度，对项目完成情况进行评价。

2. 模拟教学质量评估表　见表 4-4。

为评价该模拟教学的设计质量及教学质量，采用 Jeffries 模拟教学设计量表进行评价。

表 4-3 学员模拟教学项目完成度评价表

以下为该情景模拟教学涉及的考查点，请根据模拟学员的表现在相应的表格进行标注和说明。

项目	很差	较差	一般	较好	很好
	1	2	3	4	5
1. 评估患儿身份、生命体征、消化系统症状与体征及饮食、睡眠情况					
2. 针对腹泻进行健康教育和初步护理					
3. 向医生报告患儿排尿、排便情况					
4. 准确评估患儿脱水情况					
5. 口服蒙脱石散、双歧杆菌三联活菌散					
6. 正确进行静脉补液的配制					
7. 针对服用蒙脱石散、双歧杆菌三联活菌散后的注意事项进行健康教育					
8. 正确连接输液管路，并排空气体					
9. 消毒留置针接头					
10. 正确连接留置针，判断导管功能，调节滴速					
11. 填写输液单					
12. 针对输液的健康教育					
13. 解释臀红原因					
14. 针对臀红采取合理的措施					
15. 评估患儿生命体征：精神萎靡、反应差					
16. 结合化验单数值正确判断患儿存在的问题					
17. 正确评估患儿低钾血症的临床表现（心率加快、精神萎靡、全身无力、心电图改变、口渴、多饮等）					
18. 解释用药注意事项					
19. 严格执行查对制度					
20. 遵守无菌操作原则					
21. 分工合理，工作程序安排得当					
22. 体现人文关怀					
23. 正确书写文书					

表 4-4 模拟教学质量评估表

项目	非常反对	反对	一般	同意	非常同意
	1	2	3	4	5
1. 课前提供足够的信息指导和鼓励我参与					
2. 教学目标明确、清晰					
3. 模拟教学中提供清晰、充足的信息，以帮助我解决问题					
4. 模拟活动时，有足够的信息提供给我					

项目	非常反对	反对	一般	同意	非常同意
	1	2	3	4	5
5. 教学案例提供线索恰当、合适，并能促进理解					
6. 模拟实训中能得到适时的支持和帮助					
7. 我需要帮助时，老师能及时发现					
8. 在模拟教学时我感受到了老师的支持					
9. 在整个学习过程中，我感受到了各方面的支持					
10. 此次模拟教学能提高我解决问题的能力					
11. 我在模拟教学活动中被鼓励去发现解决问题的所有可能方法					
12. 此次模拟教学根据我的知识、技能水平而设计					
13. 模拟教学提供给我机会去优化评估和照护能力					
14. 模拟实训给我机会为患者制定护理目标					
15. 反馈具有结构性和组织性					
16. 模拟教学结束时，反馈及时					
17. 反馈时允许我分析自己的表现					
18. 模拟教学结束后，有机会从老师那里得到反馈，使自己知识水平上升一个层次					
19. 此次模拟教学模仿了真实的环境					
20. 现实生活中的事件、环境及其他变量被应用到模拟教学中					

附件　教学目标相关知识点

1. 轮状病毒肠炎患儿的临床表现　好发于秋、冬季，以秋季流行为主，故又称秋季腹泻。呈散发或小流行，经粪 - 口途径传播，也可通过气溶胶经呼吸道感染而致病。多见于 6 个月～2 岁的婴幼儿，潜伏期 1～3 天。起病急，常伴有发热和上呼吸道感染症状，无明显中毒症状；病初即出现呕吐、排便次数增多，量多，呈黄色或淡黄色，水样或蛋花汤样，无腥臭味，粪便镜检偶有少量白细胞。常伴发脱水、酸中毒及电解质紊乱。本病为自限性疾病，自然病程 3～8 天，少数较长。也可侵犯多个脏器，如中枢神经系统、心肌等。

2. 臀红　也称尿布皮炎，是指婴儿皮肤长期受尿液、粪便及漂洗不干净的湿尿布刺激，因摩擦或局部湿热如用塑料膜、橡胶布等，引起皮肤潮红、破溃甚至糜烂及表皮剥脱，多发生于肛门附近、臀部、会阴部等处，有散在斑丘疹或疱疹。轻度尿布皮炎主要表现为皮肤血管充血，发红；重度尿布皮炎根据其皮肤损害程度再分为三度：Ⅰ度主要表现为局部潮红并伴有少量皮疹；Ⅱ度主要表现为皮疹破溃并伴有脱皮；Ⅲ度主要表现为皮肤局部发生大面积糜烂或表皮部分脱落，皮疹的面积也会增加，严重时会扩展到大腿及腹壁等部位。皮肤糜烂和表皮脱落部位容易使细菌繁殖，引起感染，甚至导致败血症。臀红应选用吸水性强、柔软布质或纸质尿布，勤更换；每次便后清洗臀部并擦干，保持皮肤清洁、干燥；局部发红处涂以 5% 鞣酸软膏或 40% 氧化锌油并按摩，促进局部血液循环；局部皮肤糜烂或者溃疡者，可采用暴露法使臀部皮肤暴露于空气中或使用皮肤保护剂；女婴尿道口接近肛门，注意会阴部清洁，避免上行性尿路感染。

3. 腹泻患儿脱水程度的评估方法　脱水是指患病以来累积的体液损失，以丢失液体量占体重的百分比表示，临床实践中常根据病情和前囟、眼窝、皮肤弹性、循环情况和尿量等临床表现综合判断。不同性质的脱水临床表现有所区别，等渗性脱水的临床表现和分度详见表4-5。

表4-5　等渗性脱水的临床表现和分度

	轻度	中度	重度
失水占体重比例	3%~5%（30~50 ml/kg）	5%~10%（50~100 ml/kg）	>10%（100~120 ml/kg）
精神状态	稍差或略烦躁	萎靡或烦躁不安	淡漠或昏迷
皮肤	稍干、弹性稍差	干、苍白、弹性差	干燥、花纹、弹性极差
黏膜	稍干燥	干燥	极干燥或干裂
前囟和眼窝	稍凹陷	凹陷	明显凹陷
眼泪	有	少	无
口渴	轻	明显	烦渴
尿量	稍少	明显减少	极少或无尿
四肢	温	稍凉	厥冷
周围循环衰竭	无	不明显	明显

营养不良患儿因皮下脂肪少，皮肤弹性差，脱水程度易被高估；而肥胖患儿皮下脂肪多，脱水程度常易被低估。临床应注意，不能仅凭皮肤弹性来判断，应综合考虑。

4. 静脉补液原则　补液时应确定补液的总量、性质和速度，同时应遵循"先盐后糖、先浓后淡（电解质浓度）、先快后慢、见尿补钾、抽搐补钙"的补液原则。第一天补液总量应包括累积损失量、继续损失量及生理需要量三个部分。

（1）先盐后糖、先浓后淡：是指补液的各个阶段所需的液体张力不同，在多步补液时一般先输注高张液体，再输注无张液体。由于葡萄糖进入人体会被代谢，因此葡萄糖溶液并不具备张力。而氯化钠注射液是有张力的液体。在扩容阶段一般使用等张液体，在休克复苏时甚至可以使用高张液体。在补充累积损失量阶段，要根据脱水的性质，使用1/3~2/3张的液体。到了维持补液的阶段，一般使用1/5~1/3张的液体。

（2）先快后慢：是指补液的速度，应先快后慢。按照三阶段补液的原则，在不同的阶段采取不同的补液速度，即补充扩容阶段>补充累积损失量阶段>维持补液阶段。如果患者存在循环障碍，补液从第一阶段开始；如果患者不存在循环障碍，则无需扩容阶段的补液。扩容阶段的速度为：20 ml/kg的等张液在30~60 min内输完；补充累积损失量阶段的速度为每小时8~10 ml/kg；维持补液阶段速度为每小时3~5 ml/kg。

（3）见尿补钾：因为在体液不足时，肾灌注减少，90%的钾由肾排泄。即在脱水的情况下，肾排钾功能降低。高钾血症的危害严重。有尿表示患者尚没有出现肾功能的衰竭，仍然能够调节水、电解质代谢，就不必担心补钾时血钾升得过高，同时又无法经肾排出的情况。

"见尿"并不是指马上排尿，一般在入院前6 h有排尿即可认为是有尿。如果是婴幼儿，有可能在补液后睡着，可以通过叩诊膀胱，判断是否有尿。

5. 低钾血症的临床表现

（1）低钾血症的常见原因：①摄入不足：长期禁食或进食量小，液体疗法时补钾不足；②丢失增加：经消化道和肾失钾，如呕吐、腹泻、长期应用排钾利尿剂等；肾上腺皮质激素分泌过多，如原发性醛固酮增多症、糖尿病酮症酸中毒、甲状腺功能亢进；原发性失钾性肾病，如肾小管性酸中毒等；③钾分布异常；碱中毒、胰岛素治疗等钾向细胞内转移，其他还见于家族性周期性麻痹等，均可使血钾过低。

（2）临床表现：①神经、肌肉兴奋性降低：如精神萎靡、反应低下、全身无力（弛缓性瘫痪、呼吸肌无力）、腱反射减弱或消失、腹胀、肠鸣音减弱或消失；②心脏损害：如心率增快、心肌收缩无力、心音低钝、血压降低、心脏扩大、心律失常、心力衰竭、猝死等，心电图显示 S-T 段下降、T 波低平、Q-T 间期延长、出现 U 波、室上性或室性心动过速、心室颤动，亦可发生心动过缓和房室传导阻滞、阿 - 斯综合征等；③肾损害：浓缩功能减低，出现多尿、夜尿、口渴、多饮等；肾小管泌 H^+ 和重吸收 HCO_3^- 增加，氯的重吸收减少，发生低钾、低氯性碱中毒时伴反常性酸性尿。

（3）治疗要点：主要治疗原发病和补充钾盐。一般每日可给钾 3 mmol/kg，严重低钾者每日 4 ~ 6 mmol/kg。补钾常以静脉输入，但如患儿情况许可，口服缓慢补钾更安全；静脉滴注时液体中钾的浓度不能超过 0.3%，速度小于每小时 0.3 mmol/kg，静脉滴注时间不应短于 8 h，切忌静脉推注，以免发生心肌抑制而导致死亡。原则为见尿补钾，一般补钾需持续 4 ~ 6 天，能经口进食时，应将静脉补钾改为口服补钾。补钾时应监测血清钾水平，有条件时给予心电监护。

医嘱单

第三节 热性惊厥的护理

▼ 案例题目

热性惊厥的护理。

▼ 授课对象

护理本科三年级（四年制）学生。

▼ 教学地点

模拟实训室。

▼ 教学团队

导师 1 人，参与者 2 人，模拟工程师 2 人。

▼ 时间分配

场景布置 30 min，模拟前介绍 5 min，情境运行 15 min，复盘 30 min，场景复原 10 min。

▼ 教学目标

（一）知识目标

1. 正确描述惊厥发作的护理。

2. 知晓发热的护理要点。

3. 正确描述热性惊厥持续发作时的急救护理。

（二）能力目标

1. 能正确判断患儿的护理问题及优先级别。

2. 能合理安排护理工作的流程。

3. 能正确进行神经系统的评估与监测。

4. 能正确对惊厥发作进行急救处理。

5. 能正确进行发热的护理。

6. 能正确对患儿家长进行健康教育。

（三）素养目标

1. 建立良好的护患关系，具有人文关怀素质。

2. 具有与患儿、家长良好的沟通能力。

3. 具有团队合作能力。

▼ 模拟前学员应具备的知识和技能

（一）知识

1. 热性惊厥的临床表现。

2. 热性惊厥的治疗原则。

3. 热性惊厥发作时的观察与护理。

4. 退热药物的应用及注意事项。

（二）技能

1. 观察瞳孔大小、检查对光反射。

2. 外周静脉留置针穿刺。

3. 肌内注射。

4. 治疗性沟通能力。

▼ 初始病例资料

情境（一）

基本信息

姓名：孙某	民族：汉族
性别：男	年龄：1 岁 10 个月
身长：87 cm	体重：13 kg

主诉： 发热 2 天，抽搐 1 次。

现病史

患儿男，1 岁 10 个月。2 天前出现发热，热峰 4~5 次，体温最高 40℃，不伴寒战，抽搐 1 次，表现为双眼凝视，牙关紧闭，口周发紫，口吐白沫，四肢僵硬，双手握拳伴抖动，持续 4~5 min 后自行缓解。病程中伴咳嗽、咳痰，无食欲下降、呕吐，无腹痛、腹泻，无尿频、尿急等。儿科门诊检测甲型流感病毒抗原阳性。血气分析提示 Ca^{2+} 1.24 mmol/L。头颅 CT 示左侧枕叶白质密度减低，予奥司他韦口服。患儿仍有发热，为进一步诊治，门诊以"惊厥"收入我科。患儿自发病以来，精神及睡眠尚可，二便无异常，体重无明显变化。

体格检查

T 39℃，P 150 次 / 分，R 35 次 / 分，BP 88/58 mmHg，体重 13 kg，神志清，精神可，无鼻翼扇动，口唇无发绀，咽充血。双肺可闻及中细湿啰音，P 150 次 / 分，律齐，腹平软，肝肋下 1 cm，神经系统检查未见异常。

个人史

1. 出生史：第 1 胎，第 1 产，足月顺产，出生时 Apgar 评分 10 分，其母孕期无异常。

2. 喂养史：婴儿期喂养，混合喂养，6 个月开始添加辅食，现喂养普食。

3. 生长发育史：出生体重 3.3 kg，目前体重 13 kg，目前身长 87 cm。3 个月会抬头，6 个月会坐，12 个月会独站，15 个月会独走，12 个月会有意识叫"爸爸""妈妈"。

4. 预防接种史：延迟接种。

家族史

父母均体健，非近亲结婚，无家族遗传病史。

生活史

患儿日常照顾者为母亲，白天小睡 2 次，每次约 1 h，平时排便每日 1~2 次。家庭经济状况及居住环境均较好。

既往史

2022 年 12 月 14 日新型冠状病毒感染史，发热伴抽搐 1 次。无住院史、手术史，无药物及食物过敏史。

作为患儿的责任护士，请对患儿进行护理。

情境（二）

患儿体温 39.2℃，遵医嘱给予口服布洛芬。患儿母亲忽然惊慌呼叫，患儿出现双眼凝视，牙关紧闭，口周发紫，口吐白沫，四肢僵硬，双手握拳伴抖动。

作为责任护士，请针对上述情况进行处理。

▼ 模拟设备及物品准备

（一）模拟患者

高仿真模拟人。

（二）初始监护状态

初始状态患儿已接心电监护。T 39.2℃，P 150 次 / 分，R 50 次 / 分，BP 88/58 mmHg，SpO_2 98%，发热，神志清醒。

（三）模拟药品和液体清单

模拟布洛芬混悬液，模拟咪达唑仑注射液。

（四）设备 / 物品清单

设备 / 物品名称	设备 / 物品要求	数量	其他要求
儿童高仿真模拟人	可进行体格检查、心电监护、吸氧、输液等操作	1 个	无静脉通路
抢救车	备有治疗盘、听诊器、血压计、瞳孔笔、检查手套、压舌板、鼻吸氧管、湿化瓶、复苏面罩、球囊、吸痰管等	1 辆	按临床真实要求配置，放置常见抢救设备及抢救药品，配备手消毒液、消毒用品、医疗垃圾桶、生活垃圾桶、利器盒等
治疗车	备有输液器、注射器、止血带、棉签、安尔碘、75% 乙醇、砂轮、体温计、安全型留置针、胶布、检查手套	1 辆	摆放输液所需物品，配备手消毒液、消毒用品、医疗垃圾桶、生活垃圾桶、利器盒等
心电监护仪	配儿童用血压测量袖带和脉搏血氧饱和度探头	1 台	
吸氧装置		1 套	
听诊器		1 个	
病床	可固定，安全稳固，配备输液架，床头桌上有热水壶，床上有玩具	1 张	
病历夹		1 个	
病历		1 份	
医嘱单		1 份	
执行单		1 份	
病情观察记录单		1 份	

续表

设备 / 物品名称	设备 / 物品要求	数量	其他要求
患者信息卡		1 份	
腕带		1 个	戴在患儿左手腕部
签字笔		2 支	
内线电话或值班手机		1 个	

▼ 角色分配及任务

参与者

1. 扮演患儿母亲：已通过标准化角色培训及考核，负责提供患儿病史，与责任护士和医生沟通病情。

2. 扮演儿科医生：已通过标准化角色培训及考核，负责与责任护士沟通病情，开具医嘱单。

▼ 教学设计

（一）模拟前介绍

1. 安全性说明　本次模拟训练将采用高仿真模拟人作为住院患儿，在操作的过程中要将这个模拟人当成真实的患儿看待。操作过程中动作轻柔，体现人文关怀。但是，大家心里也不要有顾虑，即便由于处置不当导致患儿出现不良的临床结局也没有关系，毕竟这只是一个模拟环境，这个环境是非常安全的，因此不要害怕犯错误。另外，我们会对模拟过程进行录像，目的仅仅在于使观察室的同学可以看到整个模拟的过程以及在讨论需要时回放。我们将遵循保密原则，不会在其他场景下播放该录像，请大家不要有所顾虑。

2. 病例初始资料　患儿为 1 岁 10 个月男孩，2 天前出现发热，热峰 4~5 次，体温最高 40℃，不伴寒战，抽搐 1 次，表现为双眼凝视，牙关紧闭，口周发紫，口吐白沫，四肢僵硬，双手握拳伴抖动，持续 4~5 min 后可自行缓解。本院儿科门诊完善甲型流感病毒抗原阳性，血气分析提示 Ca^{2+} 1.24 mmol/L。头颅 CT 示左侧枕叶白质密度减低，予奥司他韦口服。病程中伴咳嗽、咳痰，无食欲下降、呕吐，无腹痛、腹泻，无尿频、尿急等。患儿仍有发热，为进一步诊治，门诊以"惊厥"收入我科。现在需要遵医嘱给药。这是医生的医嘱单，如有需要呼叫医生，请拨打诊室电话 ××××；遇到紧急情况可拨打院内急救团队电话 ××××。

3. 教学目标　在此次模拟训练中，作为儿科护士要对患儿进行有效的评估，识别该患儿的主要问题，遵循医嘱正确给药，注意观察患儿的体温、脉搏、呼吸、血压、意识等情况，并对患儿惊厥发作进行急救护理。在此过程中要注意团队成员间的相互合作，以及与患儿、家长和医生的有效沟通。

4. 模拟流程　本次的情景模拟时间控制在 15 min 左右。随后将到另外一个房间讨论大家刚刚完成的情景模拟，这个过程会持续 30 min 左右。在这个环节可以得到来自同学、老师的反馈。在模拟过程中出现的问题及不确定之处也可以在此环节得到解答。

5. 角色分配及任务　在此次情景模拟中的 2 名学生，其中 1 名为责任护士，另 1 名为辅助护士，患儿母亲和儿科医生各由一位助演扮演，其他学生作为观察者，在另一个房间通过实时录像观察整个情景模拟的过程，并填写观察表。

6. 情境与设备 模拟环境为儿科病房，患儿现在正躺在病床上。这个患儿是由计算机控制的高仿真模拟人，可以对其进行包括心肺听诊在内的有重点的身体评估，可以测量瞳孔，进行外周留置针穿刺、肌内注射、口服给药以及心电、血压及血氧饱和度的监测。病室内的治疗车上有此次模拟过程中可能会用到的一些物品，如医嘱开具的药物、治疗盘等。

介绍完以上内容后，询问学生是否还有其他信息想要了解。然后给学生 5 min 左右时间准备。

（二）模拟剧本

情境（一）			
阶段 / 生命体征	患儿状态	预期学员行为	线索 / 提示
状态 1： T 39.2℃ P 150 次 / 分 R 35 次 / 分 BP 88/58 mmHg SpO_2 98%	发热，精神、食欲欠佳	自我介绍 核对患儿身份 责任护士评估患儿 记录生命体征 辅助护士回治疗室准备用物 测量体温，向医生汇报病情，领取医嘱单（退热药） 遵医嘱给患儿喂退热药 健康教育：应用退热药的护理及注意事项；应用退热药的效果观察	患儿无静脉通路，观察患儿血管不清晰，为穿刺困难埋下伏笔。患儿母亲诉患儿发热，可推动护士测体温并向医生报告；诉患儿精神、食欲欠佳；患儿母亲因为患儿曾经出现抽搐而担忧，推动护士提供降温及进行惊厥发作的观察；患儿母亲询问惊厥发作的观察、处理及预防，推动护士预期行为出现
情境（二）			
状态 2： T 39℃ P 152 次 / 分 R 45 次 / 分 BP 96/61 mmHg SpO_2 95%	患儿出现抽搐发作，表现为：双眼凝视，牙关紧闭，口周发紫，口吐白沫，四肢僵硬，双手握拳伴抖动，呼之不应	护士来到患儿床旁 评估监护仪数据 呼叫医生并汇报病情变化 患儿平卧，头偏向一侧。解开衣领保持呼吸道通畅，及时清理口鼻腔分泌物。注意保护患儿肢体，勿强行按压肢体，以免引起骨折。防止坠床 给予鼻导管吸氧 2 L/min 观察神志、呼吸、心率、瞳孔大小和对光反射 观察记录惊厥发作表现形式及时长 指导家长进行发作期间的记录（患儿身体无被褥等遮挡，用手机拍摄发作情况） 外周留置针穿刺 肌内注射咪达唑仑 安抚家长情绪 备好急救用物	患儿持续发作 5 min 未缓解，责任护士准备用物开放静脉。患儿穿刺困难，静脉留置套管针失败，提示询问医生重开医嘱
状态 3： T 38.3℃ P 123 次 / 分 R 28 次 / 分 BP 95/63 mmHg SpO_2 98%	抽搐缓解	再次评估患儿体温、脉搏、呼吸、意识等生命体征的改变 咪达唑仑用药后的健康宣教：注意呼吸、心率、血压等情况；用药后惊厥发作恢复情况；观察及记录惊厥发作的次数、持续时间。注意高热时的护理	事件完毕：抽搐缓解、体温下降、生命体征平稳

模拟流程如图 4-5 所示。

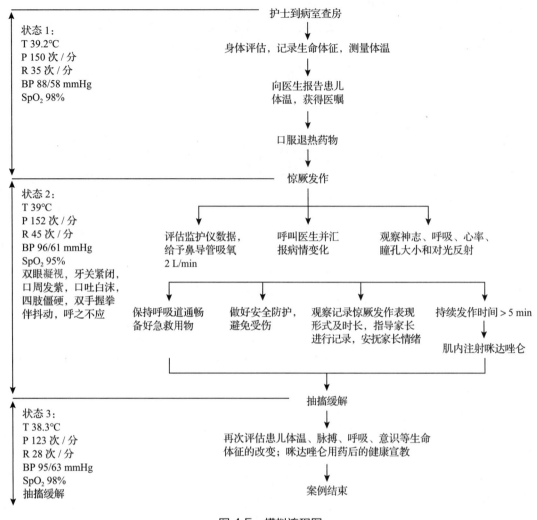

图 4-5　模拟流程图

状态 1：
T 39.2℃
P 150 次 / 分
R 35 次 / 分
BP 88/58 mmHg
SpO₂ 98%

护士到病室查房
↓
身体评估，记录生命体征，测量体温
↓
向医生报告患儿体温，获得医嘱
↓
口服退热药物
↓
惊厥发作

状态 2：
T 39℃
P 152 次 / 分
R 45 次 / 分
BP 96/61 mmHg
SpO₂ 95%
双眼凝视，牙关紧闭，口周发紫，口吐白沫，四肢僵硬，双手握拳伴抖动，呼之不应

评估监护仪数据，给予鼻导管吸氧 2 L/min
呼叫医生并汇报病情变化
观察神志、呼吸、心率、瞳孔大小和对光反射

保持呼吸道通畅备好急救用物
做好安全防护，避免受伤
观察记录惊厥发作表现形式及时长，指导家长进行记录，安抚家长情绪
持续发作时间 > 5 min
肌内注射咪达唑仑

状态 3：
T 38.3℃
P 123 次 / 分
R 28 次 / 分
BP 95/63 mmHg
SpO₂ 98%
抽搐缓解

抽搐缓解
↓
再次评估患儿体温、脉搏、呼吸、意识等生命体征的改变；咪达唑仑用药后的健康宣教
↓
案例结束

（三）复盘参考问题

1. 请简要描述一下你护理的患儿以及在模拟中发生的事情。

2. 请说说你对刚才模拟过程的感受和想法。

3. 你认为刚才的模拟中做得好的地方有哪些？

4. 你认为刚才的模拟中护士的处理还有待改善的地方有哪些？

5. 你认为这个患儿最主要的护理问题是什么？

6. 这个患儿的关键评估和干预措施是什么？

7. 当患儿母亲表达对患儿发热的担忧时，你有什么想法，你为什么会这样去处理？

8. 当患儿母亲诉说患儿曾经出现高热惊厥时，你应该嘱咐患儿母亲注意观察患儿哪些情况？

9. 当患儿发热，给予药物或物理降温时，你应该向家长进行什么内容的指导？

10. 当患儿出现惊厥时，你心里是怎么想的？你应该注意观察患儿哪些情况？

11. 当患儿出现惊厥时，你可以指导家长采取哪些防护措施保证患儿的安全？

12. 急救时如静脉穿刺失败，可采用哪些急救药物及其给药方式，用药后应注意观察患儿哪些情况？

13. 你能否总结一下，从此次模拟经历中学到了什么？

14. 对于此次模拟演练，你有什么建议？

15. 你将如何把今天所学的知识应用到临床实践中？

16. 你还有什么内容想要讨论的吗？

▼ 参考资料

[1] 崔焱，张玉侠．儿科护理学．7版．北京：人民卫生出版社，2022.

[2] 张琳琪，王有天．实用儿科护理学．北京：人民卫生出版社，2018.

[3] 中华医学会儿科学分会神经学组．热性惊厥诊断治疗与管理专家共识（2017）．中华实用儿科临床杂志，2017，32（18）：1379-1382.

[4] 国家呼吸系统疾病临床医学研究中心，中华医学会儿科学分会呼吸学组，中国医师协会呼吸医师分会儿科呼吸工作委员会，等．解热镇痛药在儿童发热对症治疗中的合理用药专家共识．中华实用儿科临床杂志，2020，35（03）：161-169.

▼ 教学评估方案

1. 学员模拟教学项目完成度评价表　见表4-6。

为评价学员模拟教学实施进展和项目完成度，对项目完成情况进行评价。

2. 模拟教学质量评估表　见表4-7。

为评价该模拟教学的设计质量及教学质量，采用Jeffries模拟教学设计量表进行评价。

表 4-6　学员模拟教学项目完成度评价表

以下为该情景模拟教学涉及的考查点，请根据模拟学员的表现在相应的表格进行标注和说明。

项目	很差	较差	一般	较好	很好
	1	2	3	4	5
1. 评估患儿身份、生命体征、呼吸系统症状与体征，以及饮食、睡眠情况					
2. 针对发热进行健康教育和初步护理					
3. 向医生报告发热					
4. 准确抽取退热药					
5. 正确给退热药					
6. 针对服用退热药后的注意事项进行健康教育					
7. 解释发热原因					
8. 评估神经系统体征					
9. 向医生报告惊厥发作					
10. 发作期间的安全防护					
11. 正确给予发作期间的病情观察和护理措施					
12. 正确进行外周静脉留置针穿刺操作					
13. 抽吸咪达唑仑剂量准确					
14. 正确进行肌内注射					
15. 解释用药注意事项					

续表

项目	很差	较差	一般	较好	很好
	1	2	3	4	5
16. 严格执行查对制度					
17. 遵守无菌操作原则					
18. 分工合理，工作程序安排得当					
19. 体现人文关怀					
20. 正确书写文书					

表 4-7　模拟教学质量评估表

项目	非常反对	反对	一般	同意	非常同意
	1	2	3	4	5
1. 课前提供足够的信息指导和鼓励我参与					
2. 教学目标明确、清晰					
3. 模拟教学中提供清晰、充足的信息，以帮助我解决问题					
4. 模拟活动时，有足够的信息提供给我					
5. 教学案例提供线索恰当、合适，并能促进理解					
6. 模拟实训中能得到适时的支持和帮助					
7. 我需要帮助时，老师能及时发现					
8. 在模拟教学时我感受到了老师的支持					
9. 在整个学习过程中，我感受到了各方面的支持					
10. 此次模拟教学能提高我解决问题的能力					
11. 我在模拟教学活动中被鼓励去发现解决问题的所有可能方法					
12. 此次模拟教学根据我的知识、技能水平而设计					
13. 模拟教学提供给我机会去优化评估和照护能力					
14. 模拟实训给我机会为患者制定护理目标					
15. 反馈具有结构性和组织性					
16. 模拟教学结束时，反馈及时					
17. 反馈时允许我分析自己的表现					
18. 模拟教学结束后，有机会从老师那里得到反馈，使自己知识水平上升一个层次					
19. 此次模拟教学模仿了真实的环境					
20. 现实生活中的事件、环境及其他变量被应用到模拟教学中					

附件　教学目标相关知识点

1. 热性惊厥的护理

（1）患者惊厥发作时，使其平躺，头偏向一侧，解开衣领，及时清理呼吸道分泌物，保持呼吸道通畅。

（2）遵医嘱吸氧，以减轻脑缺氧。

（3）立即建立静脉通道，备好急救物品与药品，必要时遵医嘱给予镇静剂、脱水剂治疗。

（4）惊厥时严禁按压患儿肢体，防止肌肉、韧带损伤，甚至骨折。

（5）严密观察病情变化，防止脑水肿、脑疝的形成。

（6）注意观察体温、脉搏、呼吸、意识等生命体征的改变，惊厥持续时间及恢复后的情况，以及惊厥发作的类型、次数，并做好记录。

2. 发热护理

（1）定时测量体温、脉搏、呼吸、意识等生命体征的改变，如出现高热，及时处理。

（2）立即采取降温措施，使体温控制在38℃以内。

（3）物理降温：用温水擦浴、局部冷敷。物理降温期间注意观察患儿的病情变化，如果患儿有寒战、面色苍白等异常情况，应及时通知医师。

（4）药物降温：38.5℃以上应用药物降温，高热惊厥患儿可遵医嘱适当及早应用。常用布洛芬或对乙酰氨基酚。降温速度不宜过快，以防虚脱，降温后仍需按时测量体温，并准确记录，大量出汗后应及时更换衣服和床单。

3. 热性惊厥的健康教育

（1）饮食指导

1）饮食均衡，定时定量，注意合理配餐，保证营养供应。

2）给予清淡、易消化、高热量、高蛋白饮食。如蛋、牛奶、鱼汤、麦片、藕粉等。鼓励多饮水。

3）饮水、饮食都要少量多次，不可暴饮暴食。

（2）用药指导

1）观察患儿用药期间的生命体征、瞳孔大小、对光反射及神志改变。

2）药物降温宜缓慢，防止急骤退热。如大量出汗，面色苍白，四肢发冷，应予患儿立即保暖，防止体温继续下降引起虚脱。

3）告知患儿家长按时服药，不自行减量停药。

4）观察患儿药物副作用。

（3）生活指导

1）保持生活环境安静、舒适，避免声光刺激，注意劳逸结合，保证充足的睡眠。

2）保持皮肤清洁，勤换汗湿衣服，保持床单整洁。

3）对于惊厥发作且不能自我保护的患儿，要加强防护，确保安全。

4）避免诱发患儿惊厥发作的原因，如过度疲劳、情绪激动、睡眠不足、进食过量、高声、强光、感冒等。

（4）出院指导

1）指导家长平日要为患儿提供足够的营养和水分，合理搭配膳食，生活要有规律。较大患儿要进行适当的体育锻炼，以提高机体抗病能力。

2）居室要清洁、通风，注意随季节的变化及时增减衣服，在疾病流行期注意预防隔离。

3）指导家长注意儿童体温变化，学会观察患儿发热时的表现，告知家长家中要备好体温计，指导家长熟练使用体温计，及时掌握患儿的体温变化。如发现患儿面色潮红、呼吸加快、额头发热，要立即测量体温。特别是有惊厥史的患儿更应注意观察。

4）指导家长家中应备一些常用退热药，正确掌握药物的剂量和用法。服用退热药后家长应给患儿多饮水，以利散热，30 min 后须测量体温，观察用药效果。

5）指导家长正确掌握物理降温的方法，可采用局部冷敷、温水浴等。

6）惊厥的紧急处理：患儿在院外一旦发生惊厥，应立即解开衣领，头侧向一边，保持呼吸道通畅，多数惊厥可自行缓解，如超过 5 min 不缓解，及早就诊。

医 嘱 单

第四节　法洛四联症的护理

▼ 案例题目

法洛四联症的护理。

▼ 授课对象

护理本科三年级（四年制）学生。

▼ 教学地点

模拟实训室。

▼ 教学团队

导师 1 人，参与者 2 人，模拟工程师 2 人。

▼ 时间分配

场景布置 30 min，模拟前介绍 5 min，情境运行 25 min，复盘 50 min，场景复原 10 min。

▼ 教学目标

（一）知识目标

1. 正确描述法洛四联症患儿的常见临床表现。

2. 正确解释法洛四联症患儿出现临床表现的发病机制。

（二）能力目标

1. 能及时判断患儿出现的护理问题及优先级别。

2. 能合理安排护理工作的流程。

3. 能正确进行呼吸、循环系统的评估与监测。

4. 能正确对患儿出现的缺氧发作进行急救处理。

5. 能正确进行氧疗。

6. 能正确进行静脉给药。

7. 能正确对患儿家长进行健康教育。

（三）素养目标

1. 建立良好的护患关系，具有人文关怀素质。

2. 具有与患儿、家长良好的沟通能力。

3. 具有团队合作能力。

▼ 模拟前学员应具备的知识和技能

（一）知识

1. 法洛四联症患儿的血流动力学变化。

2. 法洛四联症患儿缺氧发作的临床表现。

3. 缺氧发作的急救及用药。

4. 法洛四联症患儿的护理。

（二）技能

1. 膝胸卧位的正确操作方法。

2. 吸氧、静脉给药的操作方法。

3. 心电监护、脉搏氧饱和度监测及基础的心肺评估方法。

4. 治疗性沟通能力。

▼ 初始病例资料

情境（一）

基本信息

姓名：王某	民族：汉族
性别：女	年龄：1 岁 3 个月
身长：68 cm	体重：7.0 kg

主诉：进行性发绀 1 年，晕厥 1 次。

现病史

患儿，女，1 岁 3 个月。自生后 3 个月起，出现口唇青紫并逐渐加重，哭闹及活动后气急和青紫表现更加明显。今日晨起哭闹后发生晕厥，抽搐，发绀加重，持续 1 min 后缓解，遂来院就诊。患儿无发热、咳嗽、咳痰、呕吐、腹泻等其他不适症状。

查体：T 36.8℃，P 130 次 / 分，R 40 次 / 分，SpO_2 90%，BP 75/55 mmHg，身长 68 cm，体重 7.0 kg。神清、消瘦，口唇、耳垂、指（趾）末端青紫明显，伴杵状指。未见皮疹及出血点。双肺呼吸音清，未闻及干、湿啰音。胸廓轻度畸形，心前区稍膨隆，心尖搏动弥散，听诊胸骨左缘第 2~4 肋间可闻及收缩期 3/6 级粗糙喷射状杂音，肺动脉第二心音减弱。腹软，肝肋下 1 cm，质软。神经系统及骨骼系统检查无异常。胸部 X 线检查：心影呈靴形，心尖圆钝上翘，肺动脉段凹陷，肺门血管影缩小，肺纹理减少，透亮度增加（图 4-6）。

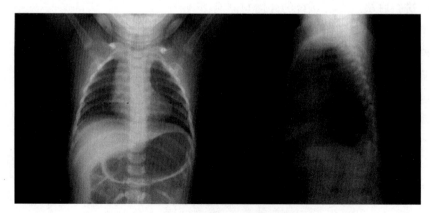

图 4-6 患儿胸部 X 线检查结果

个人史

1. 出生史：第 1 胎，第 1 产，足月顺产，出生时 Apgar 评分 10 分，未按时产检。

2. 喂养史：母乳喂养至 6 个月改为配方乳，6 个月开始添加辅食。日常喂养比较困难，吃奶容易出现呼吸急促和青紫加重。

3. 生长发育史：3 个月会抬头，8 个月会坐，10 个月会爬，目前尚不会独自行走。

4. 预防接种史：未按时进行计划免疫接种。

家族史

父母均体健，非近亲结婚，无家族遗传病史。

生活史

患儿日常照顾者为母亲，户外活动少，活动后容易气促，喜蹲踞。每日睡眠时间约 10 h，白天小睡 1 次，平时排便每日 1 次。家庭经济状况及居住环境均较好。

既往史

患过 2 次上呼吸道感染，无住院史、手术史，无药物及食物过敏史。

门诊以"法洛四联症"诊断收入院。

患儿目前入院第二天，作为患儿的责任护士，晨交班后，请对患儿进行护理。

情境（二）

1 小时后，患儿母亲惊慌呼叫，患儿在吃奶时出现阵发性呼吸困难，伴烦躁和青紫加重，并出现意识丧失，呼之不应。患儿 T 36.5℃，P 150 次 / 分，R 50 次 / 分，SpO_2 70%，BP 84/56 mmHg。

作为责任护士，请根据患儿的情况进行相应的护理。

▼ 模拟设备及物品准备

（一）模拟患者

高仿真模拟人。

（二）初始监护状态

初始状态患儿已接心电监护。T 36.8℃，P 130 次 / 分，R 40 次 / 分，SpO_2 90%，BP 75/55 mmHg，神志清醒。

（三）模拟药品和液体清单

模拟盐酸艾司洛尔，模拟吗啡，模拟注射用生理盐水，模拟 5% 碳酸氢钠溶液，模拟 5% 葡萄糖溶液。

（四）设备 / 物品清单

设备 / 物品名称	设备 / 物品要求	数量	其他要求
儿童高仿真模拟人	可进行体格检查、心电监护、吸氧、输液等操作	1 个	右臂已留置静脉留置针开放静脉
抢救车	备有听诊器、血压计、手电筒、检查手套、压舌板、鼻吸氧管、湿化瓶、面罩、球囊、除颤仪、吸痰管等	1 辆	按临床真实要求配置，放置常见抢救设备及抢救药品，配备手消毒液、消毒用品、医疗垃圾桶、生活垃圾桶、利器盒等
治疗车	备有治疗盘、输液器、注射器、止血带、棉签、安尔碘、75% 乙醇、砂轮、敷贴、体温计、小药杯	1 辆	摆放输液所需物品，配备手消毒液、消毒用品、医疗垃圾桶、生活垃圾桶、利器盒等
听诊器		1 个	

续表

设备 / 物品名称	设备 / 物品要求	数量	其他要求
吸氧装置		1 套	
心电监护仪	备有儿童用血压测量袖带和脉搏血氧饱和度探头	1 台	
超声雾化泵		1 台	
病床	婴幼儿床，床脚带轮（可固定），安全稳固，配备输液架	1 张	
病历夹		1 个	
病历		1 份	
医嘱单		1 份	
执行单		1 份	
病情观察记录单		1 份	
患者信息卡		1 份	
腕带		1 个	戴在患儿左手腕部
签字笔		2 支	
内线电话或值班手机		1 个	

▼ 角色分配及任务

参与者

1. 扮演患儿母亲：已通过标准化角色培训及考核，负责提供患者病史，与责任护士和医生沟通病情。

2. 扮演儿科医生：已通过标准化角色培训及考核，负责与责任护士沟通病情，开具医嘱单。

▼ 教学设计

（一）模拟前介绍

1. 安全性说明　在此次模拟训练中要练习在高仿真模拟人身上进行一系列的护理操作，所以大家首先要学习接纳这个临床情境，要像对待真实患儿一样看待模拟患儿，并认真进行操作。但是，你们也不要因为害怕而不敢操作，因为即便由于处置不当导致患儿出现不良的临床结局也没有关系，这只是一个模拟环境，这个环境是非常安全的，不会对患儿造成真正的伤害。另外，我们会对模拟过程进行录像，以便使观察室的同学可以看到整个模拟的过程以及在讨论需要时回放。录像资料将遵循保密原则，不会在其他场景下播放该录像，所以请大家不要有所顾虑。

2. 病例初始资料　患儿，女，1 岁 3 个月。自生后 3 个月起，出现口唇青紫并逐渐加重，哭闹及活动后气急和青紫更加明显。今日晨起患儿哭闹后发生晕厥，抽搐，发绀加重，持续 1 min 后缓解，遂来院就诊。门诊以"法洛四联症"诊断收住入院。现在需要执行医嘱。这是医生的医嘱单，如有需要呼叫医生，请拨打诊室电话××××；遇到紧急情况可拨打院内急救团队电话××××。

3. 预期目标　在此次模拟训练中，作为儿科护士要对患儿进行有效的评估，识别该患儿的主要问题，及时联系医生，遵循医嘱正确给药并注意观察药物的疗效和不良反应。在此过程中要注意团队成员间的相互合作，与患儿、家长和医生进行有效沟通。

4. 模拟流程　本次的情景模拟时间控制在 25 min 左右。随后将到另外一个房间讨论大家刚刚完成的情景模拟，这个过程会持续 50 min 左右。在这个环节可以得到来自同学、老师的反馈。在模拟过程中出现的问题及不确定之处也可以在此环节得到解答。

5. 角色分配及任务　在此次情景模拟中的 2 名学生，其中 1 名为责任护士，另 1 名为辅助护士，患儿母亲和儿科医生各由一位助演扮演，其他学生作为观察者，在另一个房间通过实时录像观察整个情景模拟的过程，并填写观察表。

6. 情境与设备　模拟环境为儿科病房，患儿现在正躺在病床上。这个患儿是由计算机控制的高仿真模拟人，可以对其进行包括心肺听诊在内的有重点的身体评估，可以给予吸氧、输液、雾化吸入、口服给药，进行心电、血压及血氧饱和度的监测。病室内的治疗车上有此次模拟过程中可能会用到的一些物品，如医嘱开具的药物、治疗盘等。

介绍完以上内容后，询问学生是否有其他信息想要了解。然后给学生 5 min 左右时间准备。

（二）模拟剧本

情境（一）			
阶段／生命体征	患儿状态	预期学员行为	线索／提示
状态 1： T 36.5 ℃ P 130 次／分 R 35 次／分 BP 75/55 mmHg SpO$_2$ 90%	安静 口唇略发绀 神志清醒	自我介绍 核对患儿身份 评估患儿 测量体温，记录生命体征 解释当日的治疗护理计划（心脏彩超、静脉取血、留取尿标本等） 根据家长的提问进行健康教育：喂养困难的应对方法	患儿母亲诉患儿身高和体重发育落后，以及患儿喂养困难，推动护士提供喂养困难的健康指导；同时注意安抚家长的焦虑情绪
情境（二）			
状态 2： T 36.5 ℃ P 150 次／分 R 50 次／分 BP 84/56 mmHg SpO$_2$ 70%	患儿在吃奶过程中出现口周发绀加重，进而发生晕厥	护士来到患儿床前，初步评估 连接吸氧装置 鼻导管吸氧 1 L/min 安抚患儿及家长，使患儿保持安静 听诊心肺部 协助患儿采取膝胸卧位 呼叫医生并汇报病情变化 两位护士合理分工，遵医嘱按照顺序依次完成以下操作 （1）皮下注射吗啡 （2）静脉注射碳酸氢钠 （3）静脉推注艾司洛尔 （4）静脉注射艾司洛尔	患儿母亲表现惊慌，可提示护士求助医生推进情景进展；询问疾病严重性及接下来的监护，推动护士开始进入抢救流程，安抚家长
状态 3： T 36.5 ℃ P 130 次／分 R 35 次／分 BP 70/50 mmHg SpO$_2$ 95%	患儿意识恢复，发绀减轻，血氧饱和度上升	再次评估 监测心率及血氧饱和度 健康教育：缺氧发作的注意事项及抢救措施，心理护理	事件完成：患儿恢复意识，生命体征平稳

模拟流程如图 4-7 所示。

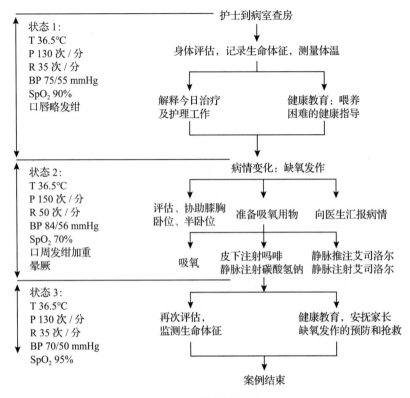

图 4-7　模拟流程图

（三）复盘参考问题

1. 在刚刚完成的模拟过程中，你的总体感觉如何？ 其中最深刻的感受是什么？

2. 请简要描述一下你护理的患儿的情况以及在模拟过程中发生的事情。

3. 你认为这个患儿目前最主要的护理问题是什么？

4. 当患儿出现晕厥情况的时候，你是如何考虑的？ 为什么？

5. 如果你能再做一次，你会如何应对患儿出现的问题？

6. 面对患儿的晕厥情况，你们是如何进行分工合作的？

7. 作为患儿母亲，你对刚才两位护士的处理及病情解释满意吗？

8. 你对两位护士刚才的分工合作有什么想法？

9. 当患儿母亲诉说患儿喂养困难、生长发育落后时，你应该对患儿母亲做哪些健康指导？

10. 当患儿口周发绀加重进而晕厥时，你是根据什么依据选择的处理措施？

11. 这个患儿的关键评估和干预措施是什么？

12. 当患儿母亲表达对患儿缺氧发作后晕厥的焦虑紧张时，你应该如何处理？

13. 你使用了哪些临床资料和有关检查结果来监测患儿的治疗效果？ 解释你的想法。

14. 面对紧急情况，你如何与患儿母亲沟通？ 你认为在与患儿母亲沟通中有什么困难吗？

15. 你还有什么内容想要讨论的吗？

16. 你能否总结一下，从此次模拟经历中学到了什么？

17. 你将如何把今天所学的应用到临床实践中？

▼ 参考资料

崔焱，张玉侠.儿科护理学.7版.北京：人民卫生出版社，2022.

▼ 教学评估方案

1. 学员模拟教学项目完成度评价表　见表4-8。

为评价学员模拟教学实施进展和项目完成度，对项目完成情况进行评价。

2. 模拟教学质量评估表　见表4-9。

为评价该模拟教学的设计质量及教学质量，采用Jeffries模拟教学设计量表进行评价。

表 4-8　学员模拟教学项目完成度评价表

以下为该情景模拟教学涉及的考查点，请根据模拟学员的表现在相应的表格进行标注和说明。

项目	很差	较差	一般	较好	很好
	1	2	3	4	5
1. 自我介绍					
2. 核对患儿身份					
3. 评估患儿生命体征，以及入院后的饮食、睡眠情况					
4. 解释当日的治疗护理计划					
5. 针对患儿喂养困难进行健康教育					
6. 评估并判断患儿缺氧发作情况					
7. 协助患儿取膝胸卧位					
8. 向医生报告病情					
9. 准备并正确连接吸氧装置，吸氧					
10. 遵医嘱正确给予碳酸氢钠、吗啡和艾司洛尔					
11. 安抚家长和患儿					
12. 严格执行查对制度					
13. 针对患儿缺氧发作进行健康教育					
14. 分工合理，工作程序安排得当					
15. 体现人文关怀					
16. 正确书写文书					

表 4-9　模拟教学质量评估表

项目	非常反对	反对	一般	同意	非常同意
	1	2	3	4	5
1. 课前提供足够的信息指导和鼓励我参与					
2. 教学目标明确、清晰					
3. 模拟教学中提供清晰、充足的信息，以帮助我解决问题					
4. 模拟活动时，有足够的信息提供给我					
5. 教学案例提供线索恰当、合适，并能促进理解					
6. 模拟实训中能得到适时的支持和帮助					

续表

项目	非常反对	反对	一般	同意	非常同意
	1	2	3	4	5
7. 我需要帮助时，老师能及时发现					
8. 在模拟教学时我感受到了老师的支持					
9. 在整个学习过程中，我感受到了各方面的支持					
10. 此次模拟教学能提高我解决问题的能力					
11. 我在模拟教学活动中被鼓励去发现解决问题的所有可能方法					
12. 此次模拟教学根据我的知识、技能水平而设计					
13. 模拟教学提供给我机会去优化评估和照护能力					
14. 模拟实训给我机会为患者制定护理目标					
15. 反馈具有结构性和组织性					
16. 模拟教学结束时，反馈及时					
17. 反馈时允许我分析自己的表现					
18. 模拟教学结束后，有机会从老师那里得到反馈，使自己知识水平上升一个层次					
19. 此次模拟教学模仿了真实的环境					
20. 现实生活中的事件、环境及其他变量被应用到模拟教学中					

附件　教学目标相关知识点

1. 法洛四联症患儿的血流动力学变化和临床表现。

法洛四联症由以下 4 种畸形组成：①肺动脉狭窄：以漏斗部狭窄多见；②室间隔缺损；③主动脉骑跨：主动脉骑跨于室间隔之上；④右心室肥厚：为肺动脉狭窄后右心室负荷增加的结果。患儿病情严重程度主要取决于肺动脉狭窄的程度和室间隔缺损的大小。由于肺动脉狭窄，血液进入肺循环受阻，右心室压力增高，引起右心室代偿性肥厚；狭窄严重时，右心室压力超过左心室，此时为右向左分流，血液大部分进入骑跨的主动脉。由于主动脉骑跨于两心室之上，主动脉除接受左心室的血液外，还直接接受一部分来自右心室的静脉血，因而出现青紫。另外由于肺动脉狭窄，肺循环进行气体交换的血流减少，更加重了青紫的程度。在动脉导管关闭前，肺循环血流量减少的程度轻，随着动脉导管关闭和漏斗部狭窄逐渐加重，青紫日益明显。

临床表现：①青紫：青紫严重程度及出现的早晚与肺动脉狭窄程度成正比。一般出生时青紫多不明显，3~6 个月后渐明显，并随年龄的增加而加重。青紫常于唇、球结合膜、口腔黏膜、耳垂、指（趾）等毛细血管丰富的部位较为明显。由于血氧含量下降，导致患儿活动耐力差，稍一活动，如吃奶、哭闹、走动等，即出现呼吸急促和青紫加重。②缺氧发作：2 岁以下的患儿多有缺氧发作，常在晨起吃奶时或排便、哭闹后出现阵发性呼吸困难、烦躁、青紫加重，严重者可引起突然昏厥、抽搐或脑血管意外，这是由于在肺动脉漏斗部狭窄的基础上，突然发生该处肌肉痉挛，引起一时性肺动脉梗阻，使脑缺氧加重所致。每次发作可持续数分钟至数小时，常能自行缓解。③蹲踞：法洛四联症患儿活动后常见的症状。蹲踞时下肢屈曲受压，体循环阻力增加，使右向左分流减少，可使肺血流量增加，同时下肢屈曲，使静脉回心血量减少，减轻了右心室负荷，使右向左分流减少，从而缺氧症状暂时得以缓解。婴儿常喜竖抱时将双膝屈曲，大腿贴腹部，侧卧时双膝屈曲。年长儿每于行走、活动或站立过久时，因气急而主动下蹲片刻再行走，为一种无意识的自我缓解缺氧和疲劳的体位。④杵状指（趾）：由于患儿长期缺氧，致使指（趾）端毛细血管扩张增生，局部软组织和骨组织也增生肥大，随后指（趾）末端膨大如鼓槌状。

2. 法洛四联症患儿出现缺氧发作的原因及急救措施。

缺氧发作多见于2岁以下的患儿，常在晨起吃奶时或排便、哭闹后出现阵发性呼吸困难、烦躁、青紫加重，严重者可引起突然昏厥、抽搐或脑血管意外。主要原因是在患儿肺动脉漏斗部狭窄的基础上，突然发生该处肌肉痉挛，引起一时性肺动脉梗阻，使脑缺氧加重所致。每次发作可持续数分钟至数小时，常能自行缓解。

急救措施：①轻者置患儿于膝胸位即可缓解；②及时吸氧并保持患儿安静；③皮下注射吗啡0.1~0.2 mg/kg，可抑制呼吸中枢和消除呼吸急促；④静脉应用碳酸氢钠，纠正代谢性酸中毒；⑤重者可静脉缓慢注射β受体阻滞剂，减慢心率，缓解发作。

3. 法洛四联症患儿的喂养指导及护理要点。

喂养指导：注意营养搭配，供给充足能量、蛋白质和维生素，保证营养需要，以增强体质，提高对手术的耐受。对喂养困难的儿童要耐心喂养，可少量多餐，避免呛咳和呼吸困难。喂养时注意观察病情变化。

护理要点：

（1）建立合理的生活制度，安排好患儿作息时间，保证睡眠、休息，根据病情安排适当活动量，减少心脏负担。治疗护理尽量集中完成，尽量减少搬动和刺激患儿，避免引起情绪激动和大哭大闹。

（2）预防感染：注意体温变化，根据气温改变及时增减衣服，避免受凉引起呼吸系统感染。注意保护性隔离，以免交叉感染。

（3）注意观察病情，预防并发症。①注意观察，防止法洛四联症患儿因活动、哭闹、便秘引起缺氧发作，一旦发生，应将儿童置于膝胸卧位，此体位可增加体循环阻力，使右向左分流减少，同时给予吸氧，并与医生合作给予吗啡及β受体阻滞剂抢救治疗。②法洛四联症患儿血液黏稠度高，发热、出汗、吐泻时，体液量减少，加重血液浓缩，易形成血栓，因此要注意供给充足液体，必要时可静脉输液。③严格控制输液速度，注意观察有无心率增快、呼吸困难、端坐呼吸、吐泡沫样痰、水肿、肝大等心力衰竭的表现，如出现上述表现，立即置患儿于半卧位，给予吸氧，及时与医生取得联系，并按心力衰竭护理。

（4）心理护理和健康教育：对患儿关心爱护、态度和蔼，建立良好的护患关系，消除患儿的紧张。对家长解释病情和检查、治疗经过，指导家长掌握先天性心脏病的日常护理，定期复查，调整心功能到最好状态，使患儿能安全到达手术年龄，安渡手术关。

L4-5u

医嘱单

第五节　肾病综合征的护理

▼ 案例题目

肾病综合征的护理。

▼ 授课对象

护理本科三年级（四年制）学生。

▼ 教学地点

模拟实训室。

▼ 教学团队

导师 1 人，参与者 2 人，模拟工程师 2 人。

▼ 时间分配

场景布置 30 min，模拟前介绍 5 min，情境运行 15 min，复盘 30 min，场景复原 10 min。

▼ 教学目标

（一）知识目标

1. 描述肾病综合征的表现并解释其发病机制。

2. 描述留取尿标本的注意事项。

3. 描述肾病综合征患儿的饮食注意事项。

（二）能力目标

1. 能正确判断患儿的护理问题及优先级别。

2. 能合理安排护理工作的流程。

3. 能正确进行水肿的评估与护理。

4. 能正确对患儿及其家长进行饮食指导。

5. 能正确为患儿留取尿标本并进行指导。

6. 能正确为患儿记录出入量并对其进行指导。

（三）素养目标

1. 建立良好的护患关系，具有人文关怀素质。

2. 具有与患儿、家长良好的沟通能力。

3. 具有团队合作能力。

▼ 模拟前学员应具备的知识和技能

（一）知识

1. 肾病综合征的临床表现。

2. 水肿的分级评估标准。

3. 肾病综合征患儿的饮食护理。

（二）技能

1. 留取尿标本的正确操作方法。

2. 基础的水肿评估方法。

3. 正确记录出入量的方法。

4. 治疗性沟通能力。

▼ 初始病例资料

基本信息

姓名：张某　　　　　　　　民族：汉族

性别：男　　　　　　　　　年龄：4 岁

身高：104 cm　　　　　　　体重：21.2 kg

主诉： 双下肢及眼睑水肿 2 个月余，加重 1 天。

现病史

患儿，男，4 岁。2 个多月前出现双下肢及眼睑水肿，尿中泡沫增多，门诊检测尿常规示尿蛋白（++）。7 天前患儿出现"上呼吸道感染"，感染好转后水肿加重 1 天，为进一步诊治收入院。患儿自发病以来，精神可，食欲可，睡眠尚可，尿中泡沫增加，体重较前增加 5 kg。

体格检查

身高 104 cm（P50），体重 21.2 kg（P90～P97），BMI 19.601（kg/m^2）（＞P97），生命体征平稳，眼睑水肿，咽充血，双肺呼吸音粗，双下肢水肿。

个人史

1. 出生史：第 1 胎，第 1 产，足月顺产，出生时 Apgar 评分 10 分，其母孕期无异常。

2. 喂养史：母乳喂养至 1 岁改为配方乳，生后开始服用 VitD 制剂，每天 400 IU，6 个月开始添加辅食。

3. 生长发育史：7 个月开始出牙，目前共出 20 颗牙。3 个月会抬头，6 个月会坐，8 个月会爬，1 周岁会走，现生长发育同正常同龄儿。

4. 预防接种史：按时进行计划免疫接种。

家族史

父母均体健，非近亲结婚，无家族遗传病史。

生活史

患儿日常照顾者为母亲，平时户外活动每日约 2 h，每日睡眠时间约 11 h，白天小睡 1 次，平时排便每日 1 次。家庭经济状况及居住环境均较好。

既往史

无住院史、手术史，无药物及食物过敏史。

作为患儿的责任护士，晨交班后，请对患儿进行护理。

▼ 模拟设备及物品准备

（一）模拟患者

高仿真模拟人。

（二）初始监护状态

初始状态患儿未接监护，神志清醒，双下肢水肿明显，尿中泡沫多。

（三）模拟药品和液体清单

无。

（四）设备／物品清单

设备／物品名称	设备／物品要求	数量	其他要求
儿童高仿真模拟人	可进行体格检查、留取尿标本等操作	1个	双下肢水肿
治疗车	备有食物称量秤、食物含水量换算表、螺口尿沉渣试管	1辆	配备手消毒液、医疗垃圾桶、生活垃圾桶等
病床	可固定，安全稳固，配备输液架	1张	
病历夹		1个	
病历		1份	
医嘱单		1份	
尿常规检查单		1份	
出入量记录单		1份	
患者信息卡		1份	
腕带		1个	戴在患儿左手腕部
签字笔		2支	
内线电话或值班手机		1个	

▼ 角色分配及任务

参与者

1. 扮演患儿母亲：已通过标准化角色培训及考核，负责提供患者病史，与责任护士和医生沟通病情。

2. 扮演儿科医生：已通过标准化角色培训及考核，负责与责任护士沟通病情，开具医嘱单。

▼ 教学设计

（一）模拟前介绍

1. 安全性说明　在这次的训练中要练习对肾病综合征患儿进行护理，在整个训练过程中要接纳这个案例情节，并且将模拟患儿像真实患儿一样看待。期间不要有害怕心理，因为这只是一个模拟环境，是非常安全的。同时也不要害怕犯错误。另外，我们会对整个过程进行录像，以便在观察室的同学可以看到整个模拟的过程，以及在讨论需要时用于回放，我们将遵循保密原则，不会在其他场景播放该录像，请大家不要有所顾虑。

2. 病例初始资料　患儿为4岁男孩。因"双下肢及眼睑水肿2个月余、加重7天"收住入院。患儿2个多月前出现双下肢及眼睑水肿，尿中泡沫增多，门诊检测尿常规示尿蛋白（++）。7天前患上呼吸道感染，感染好转后水肿加重1天。查体可见眼睑水肿、双下肢水肿，为进一步诊治收入院。患儿母亲讲述"今日晨起，患儿双下肢水肿加重，尿中泡沫增多"。如有需要呼叫医生，请拨打诊室电话××××。

3. 预期目标　在此次模拟训练中，作为儿科护士，要对患儿进行有效的评估，识别患儿的主要问题，并遵循医嘱正确给予护理。在此过程中要注意团队成员间的相互合作，与患儿、家长和医生进行有效沟通。

4. 模拟流程　本次的情景模拟时间控制在15 min左右。随后将到另外一个房间讨论大家刚刚完成的情景模拟，这个过程会持续30 min左右。在这个环节可以得到来自同学、老师的反馈。在模拟过程中出现的问题及不确定之处也可以在此环节得到解答。

5. 角色分配及任务　在此次情景模拟中的2名学生，其中1名为责任护士，另1名为辅助护士，患儿母亲和儿科医生各由一位助演扮演，其他学生作为观察者，在另一个房间通过实时录像观察整个情景模拟的过程，并填写观察表。

6. 情境与设备　模拟环境为儿科病房，患儿现在正躺在病床上。这个患儿是由计算机控制的高仿真模拟人，可以对其进行包括水肿评估在内的有重点的身体评估。病室内的治疗车上有此次模拟过程中可能会用到的一些物品，如医嘱所需的物品、治疗盘等。

介绍完以上内容后，询问学生是否还有其他信息想要了解。然后给学生5 min左右的时间准备。

（二）模拟剧本

情境			
阶段/生命体征	患儿状态	预期学员行为	线索/提示
状态1：	双下肢水肿，尿中有大量泡沫 哭闹、想吃东西	自我介绍 核对患儿身份 责任护士评估患儿水肿情况 提供预防水肿皮肤破损的护理措施（如在水肿的阴囊下放置无菌棉垫，更换为更为柔软的衣服，关注患儿指甲的长短，避免抓破皮肤） 辅助护士到医生办公室请医生床旁查看患儿，收到医嘱 健康教育：水肿的护理，饮食的指导	患儿母亲诉患儿水肿加重，尿中泡沫增加，表现出焦急情绪，可推动护士评估水肿情况并向医生报告；患儿母亲因为患儿哭闹要吃东西而着急，推动护士提供饮食指导
状态2：	双下肢水肿，尿中有大量泡沫 哭闹	护士携带所需物品到患儿床前，核对患儿身份后协助患儿母亲留取尿常规 协助患儿母亲完成出入量表填写 健康教育：尿常规留取方法，24 h出入量记录方法	患儿母亲表现出对留尿和记出入量方法的茫然，推动护士进行尿常规留取方法和24 h出入量记录方法的健康教育

模拟流程如图 4-8 所示。

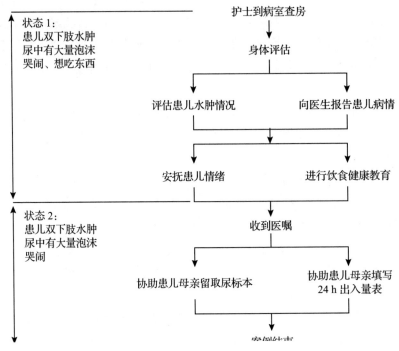

图 4-8　模拟流程图

（三）复盘参考问题

1. 在刚刚完成的模拟过程中，你的感觉怎么样？

2. 请简要描述一下你护理的患儿情况以及在模拟过程中发生的事情。

3. 你认为这个患儿最主要的问题是什么？

4. 你对刚才两位护士的处理及病情解释满意吗？

5. 你对两位护士刚才的分工合作有什么想法？

6. 水肿的评估分级是什么？

7. 肾病综合征的临床表现有哪些？

8. 患儿家长因患儿病情加重出现烦躁情绪时，你是怎么考虑的？你应该如何处理？

9. 患儿出现双下肢水肿及尿中有大量泡沫，你是怎么思考这个问题的？你觉得应该怎么做？

10. 当患儿哭闹要吃东西时，你该如何做？

11. 当患儿母亲表示不知道患儿哪些东西能吃时，你应该如何解释？

12. 尿常规留取的操作重点有哪些？你是如何协助患儿留取标本的？

13. 24 h 出入量记录中应包含哪几方面？入量和出量都应如何正确计算？

14. 你认为在与患儿母亲沟通中有什么问题吗？

15. 如果你能再做一次，你会怎样处理这种情况 / 在哪些方面会有所不同？

16. 你能否总结一下，从此次模拟经历中学到了什么？

17. 你将如何把今天所学的知识应用到临床实践中？

18. 你还有什么内容想要讨论的吗？

▼ 参考资料

崔焱，张玉侠.儿科护理学.7 版.北京：人民卫生出版社，2022.

▼ 教学评估方案

1. 学员模拟教学项目完成度评价表见表 4-10。

为评价学员模拟教学实施进展和项目完成度，对项目完成情况进行评价。

2. 模拟教学质量评估表见表 4-11。

为评价该模拟教学的设计质量及教学质量，采用 Jeffries 模拟教学设计量表进行评价。

表 4-10　学员模拟教学项目完成度评价表

以下为该情景模拟教学涉及的考查点，请根据模拟学员的表现在相应的表格进行标注和说明。

项目	很差	较差	一般	较好	很好
	1	2	3	4	5
1. 评估患儿水肿情况					
2. 针对水肿的护理					
3. 针对水肿的健康教育					
4. 针对尿中泡沫的健康教育					
5. 向医生报告水肿及尿中泡沫					
6. 针对患儿的饮食注意事项进行健康教育					
7. 协助患儿母亲安抚患儿情绪					
8. 正确留取尿常规标本					
9. 针对留取尿常规标本进行健康教育					
10. 记录 24 h 出入量					
11. 针对记录 24 h 出入量进行健康教育					
12. 严格执行查对制度					
13. 分工合理，工作程序安排得当					
14. 体现人文关怀					
15. 正确书写文书					

表 4-11　模拟教学质量评估表

项目	非常反对	反对	一般	同意	非常同意
	1	2	3	4	5
1. 课前提供足够的信息指导和鼓励我参与					
2. 教学目标明确、清晰					
3. 模拟教学中提供清晰、充足的信息，以帮助我解决问题					
4. 模拟活动时，有足够的信息提供给我					
5. 教学案例提供线索恰当、合适，并能促进理解					
6. 模拟实训中能得到适时的支持和帮助					

续表

项目	非常反对	反对	一般	同意	非常同意
	1	2	3	4	5
7. 我需要帮助时，老师能及时发现					
8. 在模拟教学时我感受到了老师的支持					
9. 在整个学习过程中，我感受到了各方面的支持					
10. 此次模拟教学能提高我解决问题的能力					
11. 我在模拟教学活动中被鼓励去发现解决问题的所有可能方法					
12. 此次模拟教学根据我的知识、技能水平而设计					
13. 模拟教学提供给我机会去优化评估和照护能力					
14. 模拟实训给我机会为患者制定护理目标					
15. 反馈具有结构性和组织性					
16. 模拟教学结束时，反馈及时					
17. 反馈时允许我分析自己的表现					
18. 模拟教学结束后，有机会从老师那里得到反馈，使自己知识水平上升一个层次					
19. 此次模拟教学模仿了真实的环境					
20. 现实生活中的事件、环境及其他变量被应用到模拟教学中					

附件 教学目标相关知识点

1. 肾病综合征的表现 肾病综合征具有四大特点。

（1）大量蛋白尿：肾病时由于基底膜构成改变，使血浆中分子量较大的蛋白质能经肾小球滤出。另外，由于基底膜负电荷位点和上皮细胞表面的负电荷减少，使带负电荷的蛋白质能大量通过。长时间持续大量蛋白尿能促进肾小球系膜硬化和间质病变，可导致肾功能不全。

（2）低蛋白血症：病理生理改变中的关键环节。大量血浆蛋白自尿中丢失是造成低蛋白血症的主要原因，蛋白质分解的增加是次要原因；同时蛋白质的丢失超过肝合成蛋白质的速度也使血浆蛋白减低。血浆白蛋白下降影响机体内环境的稳定，还会影响脂类代谢。

（3）高胆固醇血症：低蛋白血症促进肝合成脂蛋白增加，以及其中大分子脂蛋白难以经肾排出而导致患儿血清总胆固醇、甘油三酯、低密度脂蛋白、极低密度脂蛋白增高，形成高脂血症，持续高脂血症导致脂质从肾小球滤出，可促进肾小球硬化和间质纤维化。

（4）明显水肿：水肿的发生是由于低蛋白血症使血浆胶体渗透压降低，使水由血管内转移到组织间隙，当血浆白蛋白低于 25 g/L 时，液体主要在间质潴留，低于 15 g/L 时可同时形成胸腔积液和腹水。由于水由血管内转移到组织间隙，有效循环血量较少，肾素-血管紧张素-醛固酮系统被激活，使远端肾小管对水、钠的重吸收增多，造成水钠潴留。低血容量使交感神经兴奋性增高，近端肾小管对钠的重吸收增加。

2. 留取尿标本的注意事项 尿液标本必须新鲜，并按要求留取；尿液标本应避免经血、粪便等混入，此外还应避免便纸等异物混入；标本留取后，应及时送检，最好不超过 2 h，以免细菌繁殖、细胞溶解或被污染；新鲜晨尿较浓缩，条件恒定，便于对比，且未受饮食影响，所以检验结果较准确。

3. 肾病综合征患儿的饮食注意事项 一般患儿不需要特别限制饮食，但因消化道黏膜水肿使消化能力减弱，应注意减轻消化道负担，给易消化的饮食，如优质的蛋白（乳类、蛋、鱼、家禽等）、少量脂肪、足量碳水化合物及高维生素饮食。激素治疗过程中食欲增加者应适当控制食量。

（1）热量：总热量依据年龄不同而不同，其中糖类占40%～60%，一般为多糖和纤维，可增加富含可溶性纤维（如燕麦、米糠及豆类）的饮料等。

（2）脂肪：为减轻高脂血症，应少食动物脂肪，以植物脂肪为宜，脂肪摄入量一般2～4 g/（kg·d），植物油占50%。

（3）蛋白质：大量蛋白尿期间蛋白质摄入量不宜过多，高蛋白膳食虽然可使体内合成蛋白质增加，但其分解及尿中排出增加，并可能使肾小球硬化。患儿蛋白质供给以1.5～2 g/（kg·d）为宜。三餐中蛋白质的分配宜重点放在晚餐。因糖皮质激素可使机体蛋白质分解代谢增强而出现负氮平衡，尿蛋白消失后长期用糖皮质激素治疗期间应多补充蛋白质。

（4）水和电解质：一般不必限制水，但水肿时应限制钠的摄入，一般为1～2 g/d，严重水肿时则应<1 g/d，待水肿明显好转后，应逐渐增加食盐摄入量。

（5）维生素D和钙：足量激素治疗时每天给予维生素D 400 IU及钙800～1200 mg。

第五章　儿童急危重症护理

第一节　儿童心肺复苏

▼ 案例题目

儿童心肺复苏。

▼ 授课对象

护理本科三年级（四年制）学生。

▼ 教学地点

模拟实训室。

▼ 教学团队

导师 1 人，参与者 2 人，模拟工程师 2 人。

▼ 时间分配

场景布置 30 min，模拟前介绍 5 min，情境运行 20 min，复盘 40 min，场景复原 10 min。

▼ 教学目标

（一）知识目标

1. 正确描述心搏呼吸骤停的原因。

2. 正确描述心搏呼吸骤停的表现。

3. 理解基础生命支持和高级生命支持的内容及区别。

（二）能力目标

1. 能正确判断患者意识状态。

2. 能准确准备抢救物品。

3. 能正确进行生命体征的监测。

4. 能正确掌握心肺复苏的操作步骤。

5. 能正确掌握胸外按压的方法。

6. 能正确使用复苏球囊通气。

（三）素养目标

1. 具有团队合作的能力。

2. 具有与家长良好的沟通能力。

3. 护患关系良好，具有人文关怀素质。

▼ 模拟前学员应具备的知识和技能

（一）知识

1. 心搏呼吸骤停的临床表现。

2. 心肺复苏的流程。

3. 判断心肺复苏有效的指征。

（二）技能

1. 吸氧、留置套管针、静脉给药、吸痰的正确操作方法。

2. 心电监护仪的正确使用。

3. 心肺复苏操作技能。

4. 合作及沟通能力。

▼ 初始病例资料

情境（一）

基本信息

姓名：刘某	民族：汉族
性别：男	年龄：1 岁
身高：78 cm	体重：6 kg

主诉：1 天来呕吐、食欲缺乏、尿少，浅昏迷。

现病史

患儿，男，1 岁，8 月龄时被诊断为"甲基丙二酸血症"，开始服用左卡尼汀口服液、精氨酸口服液，并补充维生素至今。5 天前因呼吸道感染后出现鼻塞，食欲缺乏，自测体温 37.2～37.8℃，家长自行物理降温。1 天来未进食，少量饮水约 300 ml，无尿。1 h 前发现患儿不能叫醒，遂到儿科急诊就诊。经查，患儿呼吸节律不规则，深大呼吸，精神反应差。立即将患儿抱至抢救室，平卧于抢救床上，判断意识、脉搏和呼吸情况，进行心电监护。P 90 次/分，R 58 次/分，BP 80/46 mmHg，深大呼吸，节律不规则，SpO_2 80%，吸氧下 SpO_2 仍为 85%，毛细血管再充盈 2 s，留置套管针时无反应。

个人史

1. 出生史：第 1 胎，第 1 产，足月顺产，出生时 Apgar 评分为 10 分，其母孕期无异常。

2. 喂养史：出生母乳不充足，给予混合喂养，生后开始服用维生素 D 制剂，每天 400 IU，6 个月开始添加辅食。

3. 生长发育史：7 个月开始出牙，目前共出 6 颗牙。2 个月会抬头，6 个月会坐，10 个月会爬，目前可以扶站，现生长发育落后于正常同龄儿。

4. 预防接种史：按时进行计划免疫接种。

家族史

父母均体健，非近亲结婚，无家族遗传病史。

生活史

患儿日常照顾者为祖母，平时以卧床为主，每日睡眠时间约 10 h，白天小睡 3 h 左右，平时排便每日 1 次。家庭经济状况及居住环境均较好。

既往史

患儿 8 月龄时诊断为"甲基丙二酸血症"，开始服用左卡尼汀口服液、精氨酸口服液，并补充维生素至今，无药物及食物过敏史。

作为急诊的值班护士，请对患儿进行进一步处理。

情境（二）

5 min 后，监测生命体征：T 38.2℃，P 55 次 / 分，BP 78/45 mmHg，呼吸浅表，SpO_2 下降至 67%。
作为值班护士，请针对上述情况进行处理。

▼ 模拟设备及物品准备

（一）模拟患者

高仿真模拟人。

（二）初始监护状态

初始状态患儿未接监护，患儿呼吸节律不规则，深大呼吸，精神反应差。

（三）模拟药品和液体清单

模拟生理盐水，模拟肾上腺素。

（四）设备 / 物品清单

设备 / 物品名称	设备 / 物品要求	数量	其他要求
儿童高仿真模拟人	可进行体格检查、心电监护、吸氧、输液等操作	1 个	可反馈心肺复苏效果
抢救车	备有听诊器、血压计、手电筒、检查手套、压舌板、吸氧面罩、氧气管、湿化瓶、复苏面罩和球囊、除颤仪、吸痰管、胃管、血气针、喉镜、气管插管 3.5# 带套囊、复苏硬板等	1 辆	按临床真实要求配置，放置常见抢救设备及抢救药品，配备手消毒液、消毒用品、医疗垃圾桶、生活垃圾桶、利器盒等
治疗车	备有输液器、注射器、针头、止血带、棉签、安尔碘、75% 乙醇、砂轮、敷贴、体温计、胶布、套管针、采血针	1 辆	摆放输液所需物品，配备手消毒液、消毒用品、医疗垃圾桶、生活垃圾桶、利器盒等
输液架	无特殊	1 个	
心电监护仪	配儿童用血压测量袖带和脉搏血氧饱和度探头	1 台	
吸氧装置	无特殊	1 套	
负压吸引装置	可连接吸痰管进行吸引	1 台	
氧气袋	无特殊	1 套	
输液泵	无特殊	1 台	
注射泵	无特殊	1 台	

续表

设备/物品名称	设备/物品要求	数量	其他要求
抢救床	可固定，安全稳固，配备输液架	1张	
医嘱单		1份	
输液粘贴卡		5张	
病情观察记录单		1份	
签字笔		2支	
内线电话或值班手机		1个	

▼ 角色分配及任务

参与者

1. 扮演患儿母亲：已通过标准化角色培训及考核，负责提供患者病史，与值班护士和医生沟通病情。

2. 扮演儿科医生：已通过标准化角色培训及考核，负责与护士沟通病情，开具医嘱单。

▼ 教学设计

（一）模拟前介绍

1. 安全性说明　本次模拟训练，首先请大家融入这个案例情节，像对待真实的患儿一样对待模拟人。其间，深入体会你所扮演的角色，并真实地展示日常的工作状态，不要紧张。即使由于处置不当导致这个患儿出现不良的临床结局也没有关系，毕竟这只是一个模拟环境，并且这个环境是非常安全的，大家不要害怕犯错误。同时我们会对模拟过程进行全程录像，目的仅仅在于使观察者可以看到整个模拟的过程以及在需要讨论时回放。我们将遵循保密原则，不会在其他场合播放该录像，请大家不要有所顾虑。

2. 病例初始资料　患儿，男，1岁，8月龄时诊断为"甲基丙二酸血症"，开始服用左卡尼汀口服液，精氨酸口服液，并补充维生素至今。5天前因呼吸道感染出现鼻塞，食欲缺乏，自测体温37.2～37.8℃，家长自行物理降温。1天来未进食，少量饮水300 ml左右，无尿。1 h前发现患儿不能叫醒，遂到儿科急诊就诊。经查，患儿呼吸节律不规则，深大呼吸，精神反应差。现需要根据以上情况进行处理，如有需要呼叫医生，请拨打电话××××，住院总医师电话××××。

3. 预期目标　在此次模拟训练中，作为儿科护士要对患儿进行有效评估，识别该患儿的主要问题，动态评估病情进展，给予及时、有效的处理，主要体会心肺复苏技术在真实情景中的操作方法，如何灵活应用相关理论。在此过程中要注意团队成员的相互合作，以及与医生的有效沟通。

4. 模拟流程　本次的情景模拟时间控制在20 min左右。随后将到另外一个房间讨论大家刚刚完成的情景模拟，这个过程会持续40 min左右。在这个环节可以得到来自同学、老师的反馈。在模拟过程中出现的问题及不确定之处也可以在此环节得到解答。

5. 角色分配及任务　在此次情景模拟中的2名学生，其中1名为值班护士，另1名为辅助护士，患儿母亲和儿科医生各由一位助演扮演，其他学生作为观察者，在另一个房间通过实时录像观察整个情景模拟的过程，并填写观察表。

6. 情境与设备　模拟环境为儿科急诊，患儿由母亲抱入诊区。这个患者是由计算机控制的高仿真模拟人，可以对其进行包括心肺听诊在内的有重点的身体评估，可以给氧、输液、口服给药，进行心率、血压及血氧饱和度等生命体征的监测，也可以给予各种抢救措施的实施。当进行操作时，患儿的反应将以声音及图像的形式呈现，可以看到动态的变化以及实施措施的效果。病室内的治疗车和抢救车上有此次模拟过程中可能会用到的一些物品，如医嘱开具的药物、治疗盘，车内有各种抢救物品及药品等。

介绍完以上内容后，询问学生是否还有其他信息想要了解。然后给学生 5 min 左右时间准备。

（二）模拟剧本

情境（一）			
阶段 / 生命体征	患儿状态	预期学员行为	线索 / 提示
状态 1：未监测生命体征	呼吸节律不规则，深大呼吸，精神反应差	护士呼叫值班医生来抢救室 护士接过患儿前往抢救室的同时，安抚母亲在房间外等候 将患儿平卧于抢救床上，立即评估意识、脉搏和呼吸，患儿精神反应差，有脉搏，有呼吸，呼吸深大 开放气道，必要时吸痰 遵医嘱给予面罩吸氧 5 L/min（口头医嘱） 护士推抢救车至床旁 连接心电监护，监测生命体征，血压设定为每 5 min 自动监测 开放静脉通路 评估患儿精神反应、生命体征、SpO$_2$、CRT	患儿母亲跑进诊室大声呼救，结合患儿目前的状态可推动护士呼叫医生抢救；诉患儿有基础疾病，1 日来呕吐，精神反应差，有深大呼吸，推动护士解决呼吸困难的问题，并对生命体征进行进一步监测
状态 2： P 90 次 / 分 R 50 次 / 分 BP 80/46 mmHg SpO$_2$ 85%	呼吸节律不规则，深大呼吸，毛细血管再充盈 2 s。留置套管针无反应	护士进行正压通气：选择合适的面罩，连接管道氧，调节氧流量至大于 10 L/min，E-C 手法，予球囊正压通气，20～30 次 / 分 护士准备气管插管用物 评估生命体征、SpO$_2$、精神反应、CRT	通过呼吸不规则、氧饱和度难以维持，判断面罩吸氧 5 L/min 无效，推动护士进行正压通气；患儿病情进一步加重，如正压通气无效，应进行气管插管，推动护士做准备
情境（二）			
状态 3： T 38.2℃ P 55 次 / 分 R 8 次 / 分 BP 78/45 mmHg SpO$_2$ 67%	5 min 后，呼吸浅表，末梢凉，CRT 3 s	护士开始胸外按压（胸外按压部位为双乳头连线中点，单掌法，按压深度为胸廓前后径的 1/3，至少 4 cm，按压频率 100～120 次 / 分） 清理气道 双人复苏，医生负责通气，护士负责按压，按压 - 通气比 15：2，2 min（5 个循环）后评估，辅助护士在口头医嘱下配制好肾上腺素留取备用	心率 ≤ 60 次 / 分，有血流灌注不足的表现，为胸外按压指征；若按压无效，再次评估，应给予静脉注射肾上腺素，推动护士提前准备药品
状态 4： P 90 次 / 分 R 32 次 / 分 SpO$_2$ 91%	2 min 后，仍无意识，面色好转，四肢末梢仍凉	护士停止按压，判断自主呼吸，自主呼吸 32 次 / 分，遵医嘱给予面罩吸氧 5 L/min，护士准备转运用的复苏球囊、氧气袋、心电监护等装置，辅助护士协助整理床单位 医生向家长简单交代病情，同护士一起将患儿转入急诊监护室进行进一步治疗 护士与医生核对抢救记录	心率恢复，通气及按压有效，但生命体征仍不平稳，提示护士应快速转科进行高一级的生命支持

模拟流程如图 5-1 所示。

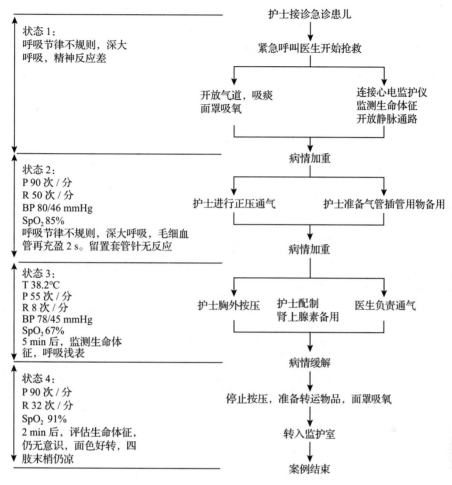

状态 1：
呼吸节律不规则，深大
呼吸，精神反应差

护士接诊急诊患儿

紧急呼叫医生开始抢救

开放气道，吸痰
面罩吸氧

连接心电监护仪
监测生命体征
开放静脉通路

病情加重

状态 2：
P 90 次 / 分
R 50 次 / 分
BP 80/46 mmHg
SpO₂ 85%
呼吸节律不规则，深大呼吸，毛细血
管再充盈 2 s。留置套管针无反应

护士进行正压通气

护士准备气管插管用物备用

病情加重

状态 3：
T 38.2℃
P 55 次 / 分
R 8 次 / 分
BP 78/45 mmHg
SpO₂ 67%
5 min 后，监测生命体
征，呼吸浅表

护士胸外按压

护士配制
肾上腺素备用

医生负责通气

病情缓解

状态 4：
P 90 次 / 分
R 32 次 / 分
SpO₂ 91%
2 min 后，评估生命体征，
仍无意识，面色好转，四
肢末梢仍凉

停止按压，准备转运物品，面罩吸氧

转入监护室

案例结束

图 5-1 模拟流程图

（三）复盘参考问题

1. 你能说说在刚刚完成的模拟过程中有什么感觉吗？

2. 请简要描述该患儿在模拟过程中发生了什么严重的情况。

3. 你认为患儿发生的严重问题主要是由于什么原因引起的？

4. 你使用了哪些临床资料来评估患儿的治疗效果？ 解释你的想法。

5. 你能简单描述下在整个过程中应用到了哪些临床技能吗？

6. 当看到患儿母亲大声呼喊时，你是如何考虑下一步措施的？

7. 当为患儿吸氧后不能缓解时，你是如何考虑实施下一步操作的？

8. 你认为应如何评估复苏球囊通气是否有效？

9. 在按压过程中遇到了哪些问题？ 如何解决呢？

10. 在抢救中准备的一些物品及药品有没有用到？ 你认为它们的作用是什么？ 应在什么时机应用？

11. 患儿有发热，你是如何考虑和处理该问题的？

12. 如果让你与监护室护士交接班，你认为关键点有哪些？

13. 如果让你与家长解释刚才发生了什么事情，以及孩子为何转入监护室，你会如何叙述？

14. 在整体的抢救环节中，物品和药品的使用及操作有哪些问题？

15. 你认为在抢救过程中你和另一名护士及医生的配合如何？有哪些问题？

16. 作为医生，你对刚才两位护士的处理及与你的配合满意吗？

17. 你能否总结一下，从此次模拟经历中学到了什么？

18. 如果你能再做一次，你会在哪些方面的处理有所不同呢？

19. 你还有什么内容想要讨论的吗？

▼ 参考资料

[1] 崔焱，张玉侠.儿科护理学.7版.北京：人民卫生出版社，2022.

[2] 孙琪，金志鹏.2020年美国心脏协会心肺复苏及心血管急救指南.中华实用儿科临床杂志，2021，36（5）：321-328.

▼ 教学评估方案

1. 学员模拟教学项目完成度评价表　见表 5-1。

为评价学员模拟教学实施进展和项目完成度，对项目完成情况进行评价。

2. 模拟教学质量评估表　见表 5-2。

为评价该模拟教学的设计质量及教学质量，采用 Jeffries 模拟教学设计量表进行评价。

表 5-1　学员模拟教学项目完成度评价表

以下为该情景模拟教学涉及的考查点，请根据模拟学员的表现在相应的表格进行标注和说明。

项目	很差	较差	一般	较好	很好
	1	2	3	4	5
1. 患儿入院时给予的措施					
2. 呼叫医生抢救时描述清晰					
3. 抢救物品准备齐全					
4. 心电监护正确					
5. 清理呼吸道方法正确					
6. 给予面罩吸氧					
7. 静脉留置套管针					
8. 正确判断使用复苏球囊正压通气的时机					
9. 复苏面罩选择正确					
10. 连接球囊与氧气正确					
11. 调节流量正确					
12. 使用球囊正压通气方法正确					
13. 准备气管插管用物					
14. 采取胸外按压的时机正确					
15. 胸外按压方法正确					
16. 按压与通气比正确					
17. 复述医嘱，正确配制肾上腺素药液					
18. 明确停止胸外按压指征					
19. 协调转运的能力					
20. 准备转运用物齐全					
21. 交班内容清晰、有条理					
22. 有手卫生意识					

续表

项目	很差	较差	一般	较好	很好
	1	2	3	4	5
23. 遵守无菌操作原则					
24. 分工合理，工作程序安排得当					
25. 体现人文关怀					
26. 明确补写抢救记录的时间和内容					
27. 与家长的沟通能力					

表 5-2　模拟教学质量评估表

项目	非常反对	反对	一般	同意	非常同意
	1	2	3	4	5
1. 课前提供足够的信息指导和鼓励我参与					
2. 教学目标明确、清晰					
3. 模拟教学中提供清晰、充足的信息，以帮助我解决问题					
4. 模拟活动时，有足够的信息提供给我					
5. 教学案例提供线索恰当、合适，并能促进理解					
6. 模拟实训中能得到适时的支持和帮助					
7. 我需要帮助时，老师能及时发现					
8. 在模拟教学时我感受到了老师的支持					
9. 在整个学习过程中，我感受到了各方面的支持					
10. 此次模拟教学能提高我解决问题的能力					
11. 我在模拟教学活动中被鼓励去发现解决问题的所有可能方法					
12. 此次模拟教学根据我的知识、技能水平而设计					
13. 模拟教学提供给我机会去优化评估和照护能力					
14. 模拟实训给我机会为患者制定护理目标					
15. 反馈具有结构性和组织性					
16. 模拟教学结束时，反馈及时					
17. 反馈时允许我分析自己的表现					
18. 模拟教学结束后，有机会从老师那里得到反馈，使自己的知识水平上升一个层次					
19. 此次模拟教学模仿了真实的环境					
20. 现实生活中的事件、环境及其他变量被应用到模拟教学中					

附件　教学目标相关知识点

1. 心搏呼吸骤停的原因

（1）心搏骤停的原因：引起呼吸衰竭或者呼吸停止的疾患（如肺炎、窒息、溺水、气管异物等）是导致心搏骤停最常见的原因。此外，还包括手术、治疗操作和麻醉意外、外伤及意外、心脏疾病、中毒、低血压、电解质紊乱、婴儿猝死综合征等。

（2）呼吸骤停的原因：包括呼吸道梗阻、严重肺组织疾患、意外、中毒、中枢神经系统病变、胸廓损伤、肌肉神经疾患、代谢性疾病、婴儿猝死综合征等。

2. 心搏呼吸骤停的表现

（1）突然昏迷：一般心脏停搏 8～12 s 后出现，可有一过性抽搐。

（2）瞳孔扩大：心脏停搏 30～40 s 后瞳孔开始扩大，对光反射消失。

（3）大动脉搏动消失：心搏呼吸骤停后，颈动脉、股动脉搏动消失。

（4）心音消失。

（5）呼吸停止：心脏停搏 30～40 s 后呼吸停止。面色晦暗或发绀。

（6）心电图：可见等电位线、电机械分离或心室颤动等。

3. 儿童心肺复苏的程序及内容　见图 5-2。

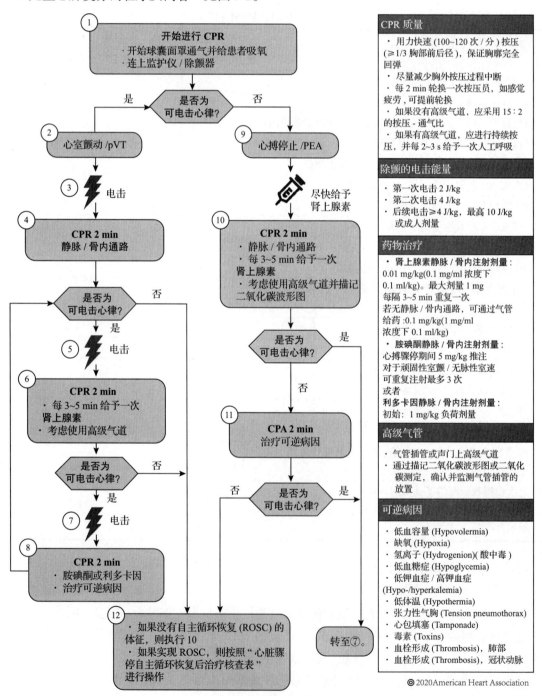

图 5-2　儿童心肺复苏流程图

第二节　室间隔缺损合并支气管肺炎的护理

▼ 案例题目

室间隔缺损合并支气管肺炎的护理。

▼ 授课对象

护理本科三年级（四年制）学生。

▼ 教学地点

模拟实训室。

▼ 教学团队

导师 1 人，参与者 2 人，模拟工程师 2 人。

▼ 时间分配

场景布置 30 min，模拟前介绍 5 min，情境运行 20 min，复盘 40 min，场景复原 10 min。

▼ 教学目标

（一）知识目标

1. 正确描述肺炎合并心力衰竭的表现。

2. 正确解释支气管肺炎、室间隔缺损患儿发生心力衰竭的机制。

3. 正确描述强心药物和利尿剂的用药监测和用药注意事项。

（二）能力目标

1. 能正确判断患儿的护理问题及优先级别。

2. 能合理安排护理工作的流程。

3. 能正确进行呼吸、循环系统的评估与监测。

4. 能正确对肺炎合并心力衰竭进行急救处理。

5. 能正确进行氧疗。

6. 能正确进行口服给药、静脉给药。

7. 能正确对患儿家长进行健康教育。

（三）素养目标

1. 建立良好的护患关系，具有人文关怀素质。

2. 具有与患儿、家长良好的沟通能力。

3. 具有团队合作能力。

▼ 模拟前学员应具备的知识和技能

（一）知识

1. 支气管肺炎的病理生理和临床表现。

2. 肺炎合并心力衰竭的诊断标准。

3. 强心药物的用药监测和用药注意事项。

4. 肺炎患儿的护理。

（二）技能

1. 雾化、吸氧、静脉给药、口服给药、吸痰、拍背的正确操作方法。

2. 基础的心肺评估方法。

3. 实施脉搏氧饱和度监测。

4. 治疗性沟通能力。

▼ 初始病例资料

情境（一）

基本信息

姓名：夏某	民族：汉族
性别：男	年龄：11 个月
身长：74 cm	体重：7.5 kg

主诉：咳嗽 5 天，伴发热 3 天。

现病史

患儿，男，11 个月。因"咳嗽 5 天，伴发热 3 天"收入院。患儿出生时体检发现心脏杂音，诊断为"室间隔缺损"，未予治疗。平时吃奶停顿、多汗气促，无声嘶，无发绀，7 月龄时曾患"支气管肺炎"1 次。患儿 5 天前因接触呼吸道感染患者后出现阵发性咳嗽，有痰不易咳出，未予处理。3 天前出现发热，体温 38.5～39.5℃，咳嗽加重，家长自行给患儿服用对乙酰氨基酚，热退后再次发热，最高至 39.5℃。昨日上午到儿科就诊，以"支气管肺炎"收入院。患儿自发病以来，精神及食欲欠佳。睡眠尚可，二便无异常，体重无明显变化。

体格检查

T 39℃，P 120 次/分，R 50 次/分，BP 70/50 mmHg，体重 7.5 kg,，身长 74 cm，头围 41 cm。神志清，精神欠佳，无鼻翼扇动，口唇无发绀，咽充血。双肺呼吸音粗，可闻及细湿啰音。心前区饱满，可及震颤，心率 120 次/分，心音有力，律齐，胸骨左缘第 3～4 肋间可闻及 4/6 级粗糙的收缩期杂音，向心前区及其周围广泛传导，肺动脉瓣区第二心音响亮。腹平软，肝肋下 3 cm，脾未及。神经及骨骼系统检查未见异常，周围血管征阴性。

个人史

1. 出生史：第 1 胎，第 1 产，足月顺产，出生时 Apgar 评分 10 分，其母孕期无异常。

2. 喂养史：6 月龄前纯母乳喂养，后改为配方乳，开始添加辅食；生后开始每天服用维生素 D 制剂 400 IU。

3. 生长发育史：6 个月开始出牙，目前共出 8 颗牙。4 个月会抬头，7 个月会坐，9 个月会爬，现生长发育同正常同龄儿。目前可有意识发出"爸爸""妈妈"的音。

4. 预防接种史：按时进行计划免疫接种。

家族史

父母均体健，非近亲结婚，无家族遗传病史。

生活史

患儿日常照顾者为母亲，平时户外活动每日约 2 h，每日睡眠时间约 10 h，白天小睡 1 次。平时排便每日 1 次。家庭经济状况及居住环境均较好。

既往史

患过 1 次上呼吸道感染，无住院史、手术史，无药物及食物过敏史。

作为患儿的责任护士，晨交班后，请对患儿进行护理。

情境（二）

3 h 后，患儿母亲惊慌呼叫，患儿出现口唇颜色发绀，鼻翼扇动，吸气三凹征（＋），肝肋下 3 cm。T 37.5℃，P 180 次 / 分，R 60 次 / 分，SpO_2 88%，BP 88/58 mmHg。

作为责任护士，请针对上述情况进行处理。

▼ 模拟设备及物品准备

（一）模拟患者

高仿真模拟人。

（二）初始监护状态

初始状态患儿已接心电监护，T 39 ℃，P 150 次 / 分，R 35 次 / 分，BP 88/58 mmHg，SpO_2 93%，咳嗽，痰多，发热，神志清醒。

（三）模拟药品和液体清单

模拟对乙酰氨基酚混悬液，模拟 5% 葡萄糖 + 注射用头孢曲松钠，模拟呋塞米，模拟地高辛，模拟肾上腺素，模拟氢氯噻嗪，模拟螺内酯，模拟卡托普利，模拟普米克令舒。

（四）设备 / 物品清单

设备 / 物品名称	设备 / 物品要求	数量	其他要求
儿童高仿真模拟人	可进行体格检查、心电监护、吸氧、输液等操作	1 个	右臂静脉留置针开放静脉
抢救车	备有听诊器、血压计、手电筒、检查手套、压舌板、鼻吸氧管、湿化瓶、复苏面罩、球囊、除颤仪、吸痰管等	1 辆	按临床真实要求配置，放置常见抢救设备及抢救药品，配备手消毒液、消毒用品、医疗垃圾桶、生活垃圾桶、利器盒等
治疗车	备有治疗盘、输液器、注射器、止血带、棉签、安尔碘、75% 乙醇、砂轮、敷贴、体温计、小药杯	1 辆	摆放输液所需物品，配备手消毒液、消毒用品、医疗垃圾桶、生活垃圾桶、利器盒等
听诊器		1 个	
心电监护仪	配儿童用血压测量袖带和脉搏血氧饱和度探头	1 台	
超声雾化泵	配一次性雾化面罩	1 台	
吸氧装置			
病床	可固定，安全稳固，配备输液架	1 张	

续表

设备 / 物品名称	设备 / 物品要求	数量	其他要求
病历夹		1 个	
病历		1 份	
医嘱单		1 份	
执行单		1 份	
病情观察记录单		1 份	
患者信息卡		1 份	
腕带		1 个	戴在患儿左手腕部
签字笔		2 支	
内线电话或值班手机		1 个	

▼ 角色分配及任务

参与者

1. 扮演患儿母亲：已通过标准化角色培训及考核，负责提供患儿病史，与责任护士和医生沟通病情。

2. 扮演儿科医生：已通过标准化角色培训及考核，负责与责任护士沟通病情，开具医嘱单。

▼ 教学设计

（一）模拟前介绍

1. 安全性说明　在此次模拟训练中，要在仿真模拟人身上进行一系列的护理操作。请大家在心理上接纳这是一个真实的临床案例，并且将模拟患儿当作真实的患儿一样对待。但是，大家也不要害怕，即便由于处置不当导致患儿出现不良的临床结局也没有关系，毕竟这只是一个模拟环境，这个环境是非常安全的，不用害怕犯错误。另外，我们会对模拟过程进行录像，目的仅仅在于使观察室的同学可以看到整个模拟的过程以及在讨论需要时回放。我们将遵循保密原则，不会在其他场景下播放该录像，请大家不要有所顾虑。

2. 病例初始资料　患儿为 11 月龄男孩。因"咳嗽 5 天，伴发热 3 天"收住入院。患儿出生时体检发现心脏杂音，诊断为"室间隔缺损"，未予治疗。平时吃奶停顿、多汗气促，无声嘶，无发绀，7 月龄时曾患"支气管肺炎"1 次。患儿 5 天前因接触呼吸道感染患者后出现咳嗽，有痰不易咳出，未予处理，3 天前出现发热，体温 38.5～39.5℃，家长自行给患儿服用对乙酰氨基酚，热退后又再次发热，最高至 39.8℃。今日上午到儿科就诊并收住入院。作为今天的当班护士，现需要执行医嘱。这是医生的医嘱单，如有需要呼叫医生，请拨打诊室电话 ××××；遇到紧急情况可拨打院内急救团队电话 ××××。

3. 预期目标　在此次模拟训练中，作为儿科护士要对患儿进行有效地评估，识别该患儿的主要问题，遵循医嘱正确给药，并注意观察药物的疗效和不良反应。在此过程中要注意团队成员间的相互合作，以及与患儿、家长和医生的有效沟通。

4. 模拟流程　本次的情景模拟时间控制在 20 min 左右。随后要到另外一个房间讨论大家刚刚完成的情景模拟，这个过程会持续 40 min 左右。在这个环节可以得到来自同学、老师的反馈。在模拟过程中出现的问题及不确定之处也可以在此环节得到解答。

5. 角色分配及任务　在此次情景模拟中的 2 名学生，其中 1 名为责任护士，另 1 名为辅助护士，患儿母亲和儿科医生各由一位助演扮演，其他学生作为观察者，在另一个房间通过实时录像观察整个情景模拟的过程，并填写观察表。

6. 情境与设备　模拟环境为儿科病房，患儿现在正躺在病床上。这个患儿是由计算机控制的高仿真模拟人，可以对其进行包括心肺听诊在内的有重点的身体评估，可以给氧、输液、雾化、口服给药，进行心电图、血压及血氧饱和度的监测。模拟治疗室内有此次模拟过程中可能会用到的一些物品，如医嘱开具的药物、治疗盘等。

介绍完以上内容后，询问学生是否有其他信息想要了解。然后给学生 5 min 左右时间准备。

（二）模拟剧本

情境（一）			
阶段 / 生命体征	患儿状态	预期学员行为	线索 / 提示
状态 1： R 35 次 / 分 P 150 次 / 分 SpO₂ 93% BP 88/58 mmHg T 39℃	咳嗽（见二维码音频），痰多，发热 音频：咳嗽	自我介绍 核对患儿身份 责任护士评估患儿 记录生命体征 辅助护士回治疗室准备用物 携用物至病房执行医嘱：连接输液装置，输注头孢曲松钠 测量体温，向医生汇报病情，领取医嘱单（退热药） 遵医嘱给患儿喂退热药、进行雾化吸入、拍背 健康教育：退热药、雾化吸入的注意事项	患儿母亲诉患儿发热，表现出焦急情绪，可推动护士测体温并向医生报告；患儿母亲因为患儿拒绝吃药着急，推动护士提供给药指导；患儿母亲询问雾化方法及注意事项，推动护士预期行为出现
情境（二）			
状态 2： R 60 次 / 分 P 180 次 / 分 SpO₂ 88% T 37.5℃ BP 88/58 mmHg 口唇颜色发绀	口周发绀、鼻翼扇动、吸气三凹征（+）（见二维码视频），肝肋下 3 cm 视频：口周发绀、鼻翼扇动、吸气三凹征（+）	护士来到患儿床前，初步评估监护仪数据 听诊心肺部 协助患儿采取半卧位或头抬高位 降低静脉滴速 呼叫医生并汇报病情变化 鼻导管吸氧 1 L/min 遵医嘱静脉注射呋塞米和口服地高辛 健康教育：强心药和利尿剂的使用注意事项；心理护理	患儿母亲表现出惊慌，可提示护士求助医生推进情境进展；询问疾病严重性及接下来的监护，推动护士进行地高辛用药的健康教育
状态 3： R 50 次 / 分 P 150 次 / 分 SpO₂ 93% T 37.5℃ BP 88/58 mmHg		再次评估 监测心率	事件完成：交代心率及呼吸逐渐下降

模拟流程如图 5-3 所示。

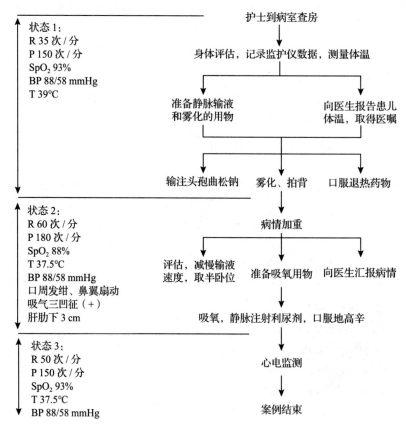

图 5-3　模拟流程图

（三）复盘参考问题

1. 在刚刚完成的模拟过程中，你有什么感受？

2. 请简要描述一下在模拟过程中发生的事情以及你是如何处理的。

3. 你认为在刚才的模拟中哪些方面做得好？

4. 你觉得刚才的模拟中有什么问题？

5. 作为患儿母亲，你对刚才两位护士的处理及病情解释满意吗？

6. 你对两位护士刚才的分工合作有什么想法？

7. 你认为这个患儿最主要的问题是什么？

8. 这个患儿的关键评估和干预措施是什么？

9. 当患儿母亲表达对患儿发热的担忧时，你应该如何处理？

10. 当为患儿进行雾化时，你应该进行什么内容的指导？

11. 当患儿母亲表示患儿不愿意口服用药时，你是怎么考虑的？

12. 你使用了哪些临床资料和有关检查结果来监测患儿的治疗效果？解释你的想法。

13. 你如何与患儿母亲沟通？你认为在与患儿母亲沟通中有什么问题？

14. 当患儿突然出现心率增快、发绀等表现时，你当时是如何考虑的？你认为可能是什么原因导致的？你是通过什么方法来进行判断的？你应该如何处理？

15. 当遵医嘱应用地高辛后，你应该怎么做？

16. 当遵医嘱静脉注射利尿剂后，你应该怎么做？

17. 如果能再做一次，你会怎样处理这种情况 / 在哪些方面会有所不同？

18. 你能否总结一下，从此次模拟经历中学到了什么？

19. 你将如何把今天所学的知识应用到临床实践中？

20. 你还有什么内容想要讨论的吗？

▼ 参考资料

［1］崔焱，张玉侠.儿科护理学.7版.北京：人民卫生出版社，2022.

［2］王卫平，孙锟，常立文.儿科学.9版.北京：人民卫生出版社，2018.

▼ 教学评估方案

1. 学员模拟教学项目完成度评价表　见表 5-3。

为评价学员模拟教学实施进展和项目完成度，对项目完成情况进行评价。

2. 模拟教学质量评估表　见表 5-4。

为评价该模拟教学的设计质量及教学质量，采用 Jeffries 模拟教学设计量表进行评价。

表 5-3　学员模拟教学项目完成度评价表

以下为该情景模拟教学涉及的考查点，请根据模拟学员的表现在相应的表格进行标注和说明。

项目	很差	较差	一般	较好	很好
	1	2	3	4	5
1. 评估患儿身份、生命体征、呼吸系统症状与体征，及饮食、睡眠情况					
2. 针对发热进行健康教育和初步护理					
3. 向医生报告发热					
4. 准确抽取退热药					
5. 正确给退热药					
6. 针对服用退热药后的注意事项进行健康教育					
7. 准确抽取雾化药物剂量					
8. 雾化前协助患儿取半卧位					
9. 先打开雾化泵，再戴面罩					
10. 指导拍背					
11. 雾化后健康教育（洗脸、漱口）					
12. 核对医嘱，正确配制抗生素药液					
13. 正确连接输液管路，并排空气体					
14. 消毒留置针接头					
15. 正确连接留置针，调节滴速					
16. 填写输液单					
17. 针对输液的健康教育					
18. 评估心力衰竭体征					
19. 吸氧					
20. 抬高床头					

续表

项目	很差	较差	一般	较好	很好
	1	2	3	4	5
21. 调慢滴速					
22. 向医生报告心力衰竭病情					
23. 遵医嘱正确给予利尿剂					
24. 遵医嘱正确给予地高辛					
25. 解释用药注意事项					
26. 严格执行查对制度					
27. 遵守无菌操作原则					
28. 分工合理，工作程序安排得当					
29. 体现人文关怀					
30. 正确书写文书					

表5-4 模拟教学质量评估表

项目	非常反对	反对	一般	同意	非常同意
	1	2	3	4	5
1. 课前提供足够的信息指导和鼓励我参与					
2. 教学目标明确、清晰					
3. 模拟教学中提供清晰、充足的信息，以帮助我解决问题					
4. 模拟活动时，有足够的信息提供给我					
5. 教学案例提供线索恰当、合适，并能促进理解					
6. 模拟实训中能得到适时的支持和帮助					
7. 我需要帮助时，老师能及时发现					
8. 在模拟教学时我感受到了老师的支持					
9. 在整个学习过程中，我感受到了各方面的支持					
10. 此次模拟教学能提高我解决问题的能力					
11. 我在模拟教学活动中被鼓励去发现解决问题的所有可能方法					
12. 此次模拟教学根据我的知识、技能水平而设计					
13. 模拟教学提供给我机会去优化评估和照护能力					
14. 模拟实训给我机会为患者制定护理目标					
15. 反馈具有结构性和组织性					
16. 模拟教学结束时，反馈及时					
17. 反馈时允许我分析自己的表现					
18. 模拟教学结束后，有机会从老师那里得到反馈，使自己知识水平上升一个层次					
19. 此次模拟教学模仿了真实的环境					
20. 现实生活中的事件、环境及其他变量被应用到模拟教学中					

附件　教学目标相关知识点

1. **支气管肺炎合并心力衰竭的机制及临床表现**　支气管肺炎是儿童时期最常见的肺炎。以 2 岁以下儿童最为多见。低出生体重、营养不良、维生素 D 缺乏性佝偻病、先天性心脏病的患儿抵抗力低，易患此病，且病情多严重，迁延不愈，病死率较高。支气管肺炎可出现多系统改变。其中累及心脏时，病原体和毒素作用于心肌引起中毒性心肌炎。低氧血症和 CO_2 潴留可引起肺小动脉反射性收缩，使肺循环的阻力增高，形成肺动脉高压，导致右心负担加重。肺动脉高压和中毒性心肌炎是诱发心力衰竭的主要原因。支气管肺炎合并心力衰竭时的表现包括：①呼吸困难加重，呼吸突然加快，超过 60 次 / 分。②心率突然增快至超过 180 次 / 分，与体温升高和呼吸困难不相称。③心音低钝，奔马律。④骤发极度烦躁不安，面色苍白或发灰，指（趾）甲微血管充盈时间延长。⑤肝迅速增大。⑥尿少或无尿。

2. **室间隔缺损并发心力衰竭的机制**　室间隔缺损患儿由于左心室压力高于右心室，血液自左向右分流。分流致肺循环血量增加，回流至左心房和左心室的血量增多，使左心房和左心室的容量负荷加重，导致左心房和左心室肥大。随着病情的发展或分流量大时，可产生肺动脉高压，进而加重右心室压力负荷，导致心力衰竭。此外，感染、过度劳累及情绪激动、心律失常、输液过快或钠摄入量过多、电解质紊乱和酸碱失衡、洋地黄过量或停药过早等均可诱发心力衰竭的发生。

3. **强心药物的用药监测和用药注意事项**　洋地黄类药物是常用的强心药物，可增强心肌收缩力，减慢心率，增加心搏出量，有效改善心脏功能，常用的有地高辛、毛花苷 C。每次应用洋地黄前应测量脉搏，必要时听诊心率。婴儿脉率<90 次 / 分、年长儿脉率<70 次 / 分时需暂停用药并报告医生。应用时要注意给药方法，应单独服用，勿与其他药物混合，仔细核对剂量，密切观察洋地黄的中毒症状。洋地黄中毒最常见的症状为心律失常（如窦性心动过缓、房室传导阻滞、室性期前收缩及阵发性心动过速等），其次为恶心、呕吐等胃肠道反应，神经系统症状较少见。洋地黄中毒时应立即停用洋地黄和利尿剂，同时补充钾盐。患儿用药期间需要多进食含钾高的食物（如香蕉、牛奶、绿叶蔬菜、柑橘、豆类等），以免出现低钾血症而增加洋地黄的毒性反应，暂停含钙高的食物，因钙与洋地黄类药物有协同作用，易引起中毒反应。

4. **利尿剂的用药方法及注意事项**　应根据利尿剂的作用时间给药，一般尽量在清晨或上午给药，以免夜间多次排尿影响睡眠。用药后，需定时测体重及记录尿量，观察水肿变化。用药期间嘱患儿进食含钾丰富的食物，如柑橘、牛奶、菠菜、豆类等，以免出现低钾血症而增加洋地黄毒性反应。同时，应观察患儿有无四肢软弱无力、腹胀、心音低钝、心律失常等低血钾表现，一经发现应及时处理。

L5-3u

医嘱单